U0653685

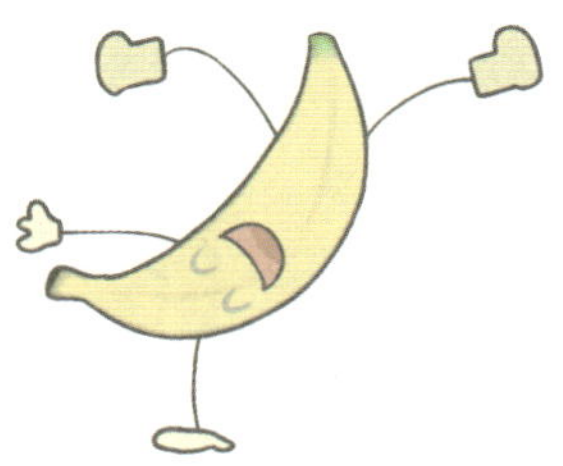

编委会

编　　著：石　薇　牛晓宇　陈悦悦

编委会：余晓鹃　石　磊　陈　渝　陈佳仪

黄军瑶　黄晓耘　雷　华　卢常平

魏冬梅　王玉林

本书出版获四川省科技厅资助（课题基金号：2023JDKP0061）

呼吸之力：

女性盆底健康手册

石　薇　牛晓宇　陈悦悦　编著

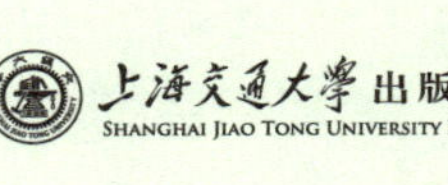

上海交通大学出版社
SHANGHAI JIAO TONG UNIVERSITY PRESS

内容提要

本书以“呼吸”为核心，揭示其与女性盆底健康的深层关联，提出通过科学呼吸改善因盆底功能障碍引发的身体不适的解决方案。现代女性常受肚子凸出、腹直肌分离、咳嗽时漏尿、腰背疼痛等问题困扰，传统医疗手段往往忽视呼吸这一天然调节工具的作用。书中指出，呼吸不仅是气体的交换过程，更是启动人体自愈系统的“总开关”。当通过鼻腔吸气时，肺泡扩张会依次带动胸腔、腹腔、盆腔脏器与骨骼肌群的协同运动，形成从内脏到肢体的整体联动效应。

全书融合解剖学原理与实用操作技巧，设计了针对性的呼吸训练方案，适用于日常保健、运动康复及压力管理等多种场景。无论是产后修复人群、久坐办公族，还是追求整体健康的女性，均可通过本书掌握“呼吸疗法”，以自然方式激活身体的自愈力，重获轻盈的体态与内在的活力。

图书在版编目（CIP）数据

呼吸之力：女性盆底健康手册 / 石薇，牛晓宇，陈悦悦编著 . -- 上海：上海交通大学出版社，2025. 5.
（女性健康系列丛书）. -- ISBN 978-7-313-32708-6
Ⅰ. R711.33-62
中国国家版本馆 CIP 数据核字第 2025DY7531 号

呼吸之力：女性盆底健康手册

HUXI ZHI LI: NÜXING PENDI JIANKANG SHOUCE

编　　著：石　薇　牛晓宇　陈悦悦
出版发行：上海交通大学出版社
地　　址：上海市番禺路 951 号
邮政编码：200030
电　　话：021-64071208
印　　制：四川省平轩印务有限公司
经　　销：全国新华书店
开　　本：700mm × 1000mm　1/16
印　　张：10
字　　数：158 千字
版　　次：2025 年 5 月第 1 版
印　　次：2025 年 5 月第 1 次印刷
书　　号：ISBN 978-7-313-32708-6
定　　价：68.00 元

呼吸之间，唤醒生命的根基

序　言

经过广大医疗同道多年不懈的努力和宣传，目前女性对盆底功能障碍性疾病的认知程度有所提高，女性对于“子宫脱垂”“漏尿”等问题的就医意识逐渐增强。说起来，这一类问题主要是支持内脏器官的骨骼、肌肉、筋膜、血管等组织的损伤、衰退和薄弱，导致盆腔器官移位并引起各类器官功能异常。

盆底功能障碍性疾病与妊娠、分娩、机体衰老密切相关，是影响女性生活质量的重要慢性疾病之一。按照目前的统计，在一生中，女性因此病接受手术的概率为12%～19%，手术的并发症发生率和复发率较高，约1/3的患者需要再次进行手术治疗。如何做好疾病风险的早期识别、早期症状管理、早期疾病干预，更好地保障盆底健康是广大女性朋友的心声，也是未来盆底医学要解决的关键问题。目前，盆底康复治疗是业内公认有效的一线治疗方案，但是在产后我们是否可以更多地通过非医疗治疗，如运动、营养、呼吸调适等，就可以获得机体的整体康复呢？

女性盆底，这座承载生命之源的“隐形吊床”，以无声的方式参与着每一次呼吸、运动与情绪的波动。现代医学研究揭示了一个新的发现：人类的呼吸模式与盆底功能之间存在着精妙的力学联动。膈肌的上下运动与盆底肌群的运动形成动态平衡，如同潮汐与海岸的永恒对话。然而久坐、生育、年龄增长与长期错误的呼吸习惯，正在让数百万女性陷入盆底功能障碍的隐秘困境中。

本书将带您开启一场身体觉知的革命。我们摒弃晦涩的解剖术语，以“时钟呼吸法”“风箱呼吸法”和“链条呼吸法”等科学训练方法为集合，结合动态插画直观呈现机体外部动作和盆膈复合体的协同运作。初次阅读时，读者可能对部分概念感到陌生，那是因为，本书在构建逻辑架构时，采纳了“五横膈学说”，即从头部的小脑幕（颅骨横膈膜）、颈部的舌肌复合体（颈胸出口横膈膜）、胸腔的膈肌（呼吸横膈膜），再到盆底的骨盆横膈膜，这些横膈膜通过筋膜链和神经连接形成功能连续体，其协调运动对维持腹内压、呼吸节律及脊柱−骨盆稳定性至关重要。为了让大家更好地理解呼吸运动的核心要点和动态之美，石薇教授及其团队采用了问答形式，并配以核心要点笔记和图片展示，将抽象的肌群运动转化为可感知的视觉语言，即使是零基础读者也能快速掌握动作要领。深入细读之后，我们可以深切地体会到，作者一直在努力地将专业康复技术融入日常生活场景。当你跟随本书指引完成第一个完整的呼吸循环训练后，你会发现那些被忽视的盆底肌群，在呼吸中重新焕发活力。

作为本书的审阅专家，我欣喜地看到四川大学华西第二医院盆底医学中心康复团队老师们的初心使命和不懈努力。她们通过长期的临床研究，收集分析了上万例产后和中老年女性的案例，并通过临床实践总结出了一系列有效的呼吸训练方法。我们期待广大读者能够通过简单的日常活动和自我训练的方法，掌握实用的呼吸技巧，和我们一起来探索呼吸的神奇力量，开启健康生活的新篇章。

在本书的撰写过程中，石薇教授亲自拟定章节、撰写文字以及设计插图，和团队反复沟通，征求各方意见，并充分打磨。陈悦悦老师、魏冬梅老师以及多位运动康复科的同事共同完成了书稿的撰写。我相信，阅读本书一定能够唤醒大家对于促进女性盆底健康的意识；我也相信，真正的健康科普不应止步于知识传递，更要唤醒每位女性对身体的内在觉察。翻开本书，您将开启一场与身体对话的旅程——在呼吸的韵律中，重拾对生命根基的掌控与热爱。

四川大学华西第二医院副院长

2025年2月15日于成都

前 言

在我们的日常生活中，呼吸是一件自然而然的事情，我们几乎不会意识到它的存在。但是，你知道吗？呼吸不仅是为了获取氧气和排出二氧化碳这一基本的生命维持过程，还与我们的身体健康，尤其是女性盆底健康和功能正常密切相关。这就是《呼吸之力：女性盆底健康手册》这本书想要传达的核心理念。

想象一下，我们的身体就像一个精密的机器，每一个部件都需要协调工作才能保持最佳状态，呼吸是维持这台机器正常运转的重要过程。通过呼吸，我们不仅能够给身体提供必需的氧气，还对身体的各种功能，如消化功能、循环功能等，以及情绪和睡眠都有重要影响。

《呼吸之力：女性盆底健康手册》这本书的命名寓意深刻，它不仅是一本关于呼吸技巧及其训练的书，更是一本全面探讨如何通过呼吸的动力学原理来促进全身健康的书。书中所提到的盆腹动力学，是指对盆腹腔内脏器官的静态和动态力学进行研究的科学，这一领域的研究对于理解人体的整体健康和功能具有重要意义。

盆腹动力学的协调涉及全身多个系统和组织，包括肌肉、骨骼、筋膜、神经和内脏等。这些系统的相互协调对于维持身体健康和正常功能至关重要。书中强调，盆腔、腹腔和胸腔的健康是相互依赖的，任何一个腔室不健康的状态都会影响其他腔室和周围组织的功能。特别是盆底，作为支撑腹部内脏和应对腹压的关键组织，其健康状况直接影响腹腔和胸腔的功能，进而影响整个身体的健康。

《呼吸之力：女性盆底健康手册》通过介绍盆腹动力学呼吸训练技术，提供了一种全新的视角和方法来预防和治疗盆底功能障碍疾病及相关综合征。这种呼吸训练技术通过调节呼吸动力学，来促进躯体各部位达到更佳的位置和组织灵活性，实现呼吸的最大效能，并调节躯体各个系统的平衡。这种方法不仅作用于盆腹，还能够影响全身各个系统，包括呼吸系统、运动系统、消化系统、神经系统、内分泌系统、循环系统、泌尿系统和生殖系统等。

书中还涉及“五横膈学说”的内容，这是一种将人体视为多个横膈膜相互连接和协调工作的观点。从颅骨的小脑幕（颅骨横膈膜）、颈部的舌肌复合体（颈胸出口横膈膜）、胸腔的膈肌（呼吸横膈膜）到盆底的盆底肌群（盆底横膈膜），这些横膈膜通过筋膜链和神经反射形成功能连续体。其协调运动通过调节腹内压、优化呼吸节律及脊柱–骨盆力学联动，对维持核心稳定性和内脏功能至关重要。此外，下肢筋膜链（如足底支撑结构）可能通过力学代偿间接参与盆腹动力学的调节。

《呼吸之力：女性盆底健康手册》的撰写目的之一是辅助分娩后的女性恢复和优化盆底功能，同时也着重于产后盆—腰—腹的整体恢复。鉴于盆底与全身功能的紧密关系，书中还融入了旨在调节全身功能的呼吸法。这些呼吸法不仅有助于盆底的康复，还能全面提升全身的健康状况，包括调整交感神经与副交感神经的平衡、改善睡眠质量和情绪状态、促进血液循环和调节内脏功能以及调节内分泌系统等。

基于长期的临床研究，人们发现呼吸训练对于盆底功能障碍疾病的治疗和预防具有重要作用。《呼吸之力：女性盆底健康手册》通过收集并分析上万例产后或中老年女性的实践案例，总结出了一系列有效的呼吸训练方法，为读者提供了一本全面、实用、科学的健康指导用书。它不仅适用于分娩后的女性恢复盆底功能，也适用于任何想要通过呼吸来提升整体健康的人。通过学习和实践书中的内容，读者可以更好地理解自己的身体，学会如何通过呼吸来促进健康和预防疾病，从而提高生活质量。

简而言之，《呼吸之力：女性盆底健康手册》是一本关于如何通过呼吸来促进身体健康的实用指南。无论你是想要改善盆底功能障碍等健康问题，还是想要保持身体的最佳状态，这本书都能为你提供实用的信息和技巧。让我们一起探索呼吸的神奇力量，开启健康生活的新篇章吧！

四川大学华西第二医院 [signature]

2025年1月10日于成都

目　录

001 第一章
基础部分
一、呼吸与功能障碍　/002
二、基础呼吸体位　/025

029 第二章
无张力呼吸训练
一、无张力腹式呼吸　/030
二、无张力胸式呼吸　/031
三、无张力胸腹联合呼吸　/032

035 第三章
鼻孔位置呼吸训练
一、鼻孔前侧呼吸法　/039
二、鼻孔外侧呼吸法　/040
三、鼻孔后侧呼吸法　/041
四、鼻孔内侧呼吸法　/041
五、鼻孔中柱呼吸法　/042

043 第四章
盆底呼吸训练
一、卧位盆底呼吸训练　/044
二、坐位盆底呼吸训练　/047
三、站立位盆底呼吸训练　/047

051 第五章
膈肌呼吸训练
一、基础膈肌呼吸训练　/053

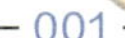

二、胸肋关节呼吸训练法 ／055
三、肋横突关节呼吸训练法 ／056

061 第六章
身体链呼吸训练
一、后侧身体链呼吸训练 ／063
二、前侧身体链呼吸训练 ／067
三、螺旋动力链训练 ／070
四、外侧身体链呼吸训练 ／074

077 第七章
骨盆时钟呼吸训练
一、矢状面骨盆时钟呼吸训练 ／080
二、冠状面骨盆时钟呼吸训练 ／082
三、水平面骨盆时钟呼吸训练 ／083

087 第八章
胸廓出口呼吸训练
一、基础呼吸模式调整 ／088
二、神经血管束松解训练 ／089
三、关键肌群协调训练 ／090

095 第九章
舌骨肌群复合体呼吸训练
一、舌肌复合体坐位训练 ／096
二、舌肌复合体四足跪位训练 ／099

103 第十章
足部反射区呼吸训练
一、卧位足底呼吸训练 ／104
二、坐位足底呼吸训练 ／104
三、站立位足底呼吸训练 ／105

107 第十一章
半风箱式呼吸训练
一、坐位半风箱呼吸训练法 ／108
二、侧卧位半风箱呼吸训练法 ／108
三、仰卧位半风箱呼吸训练法 ／109

111 第十二章
盆腹生物力学呼吸训练的临床应用
一、盆腔脏器脱垂 ／112
二、盆腔疼痛、盆底肌僵硬、尿失禁、粪失禁、便秘、盆底肌力差 ／113
三、腰骶部疼痛 ／115
四、耻骨联合、骶髂关节痛 ／116
五、肋骨外翻、胸椎僵硬、驼背 ／117
六、膈肌僵硬紧张、胸腔僵紧、呼吸轻浅、呼吸费力 ／118
七、颈肩痛 ／120
八、腹直肌分离、腹部肥胖、腹壁松弛、腹壁高张力 ／122

125 第十三章
病例分享

139 参考文献

147 后记一

148 后记二

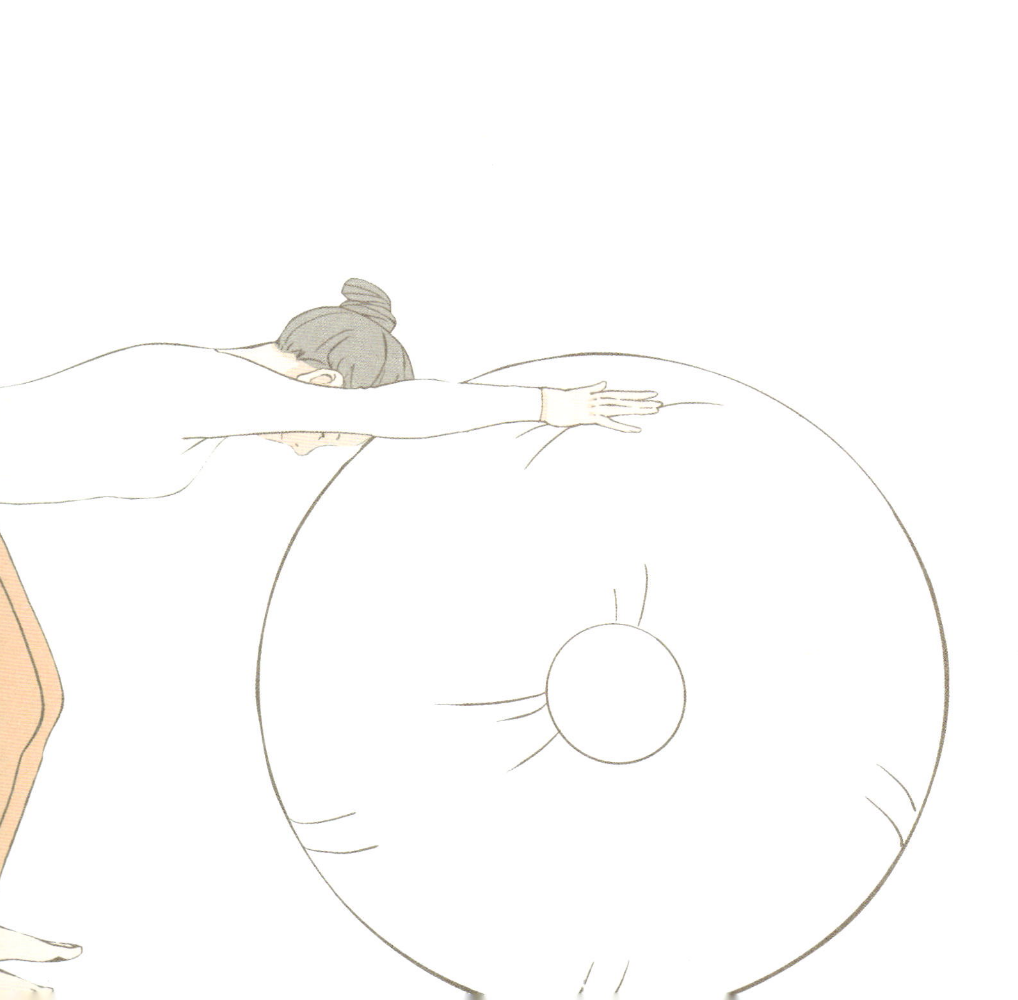

第一章

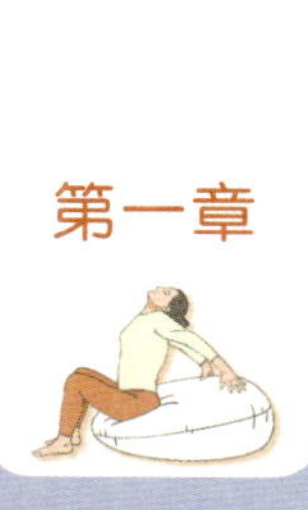

基础部分

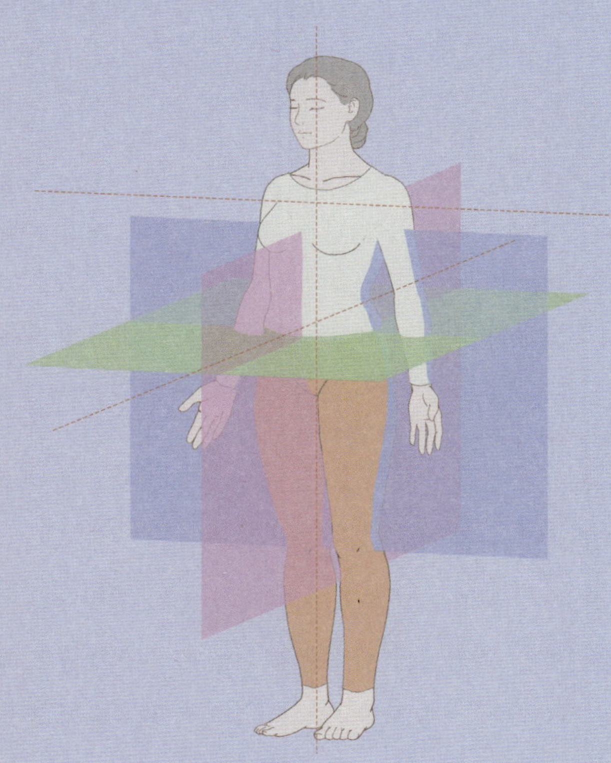

一、呼吸与功能障碍

（一）呼吸与盆底

盆底肌作为内核心的重要组成部分，是我们最容易忽略的部分，其在呼吸运动中起着不可忽视的作用。可是我们并不清楚什么叫作核心，更别提什么叫作内核心和外核心了。如果我们能清楚内核心和外核心的作用，深入理解呼吸与盆底的关系，那盆底健康的恢复效率将大大提高。

专业知识小贴士

1. 核心在哪里?

答：核心（core）是指由腰椎−骨盆−髋关节形成的功能性复合体，是躯干的动力链中心。其范围包括附着于该区域的神经、肌肉及骨骼系统，而非广义的“整个躯干”。

2. 内核心和外核心的区别?

答：内核心肌群主要包括膈肌、腹横肌、盆底肌、多裂肌（深层）；外核心肌群主要包括竖脊肌、腹内斜肌、腹外斜肌、腹直肌、臀大肌、腰方肌。

我们可以把身体的核心看作一个圆柱形的“易拉罐”，这个“易拉罐”的前壁是腹部肌群，后壁是腰背部和臀部肌群，顶部是膈肌，底部是盆底肌群和环绕髋部的肌群。

核心肌群就这样从上下、前后、左右各个方向把身体包裹住，起到稳定身体、维持功能的作用。

3. 盆底在核心中的重要意义?

答：我们可以把盆底看作身体核心这个“易拉罐”的底部，如果因为分娩、年龄增加或者其他原因导致盆底肌肉及其支撑结构（如筋膜、韧带等）损伤，那么“易拉罐”的底部就会被突破，逐渐增加的腹压会扩大底部的损伤。

4．盆底肌在呼吸中的作用?

答：盆底肌的收缩与舒张对膈肌运动有辅助作用，进而影响肺功能。我们需要把盆底肌的呼吸强化训练纳入呼吸康复计划。

5．盆底肌与膈肌在呼吸中如何运动?

答：盆底肌与膈肌在呼吸过程中存在协同作用。吸气时膈肌收缩下行，盆底肌相对保持稳定或略有放松；呼气时膈肌放松上升，盆底肌适度收缩以协助呼气。

6．呼吸中盆底肌与腹部肌肉的关系?

答：盆底肌和腹部肌肉是一对“好朋友”，在运动时互为对方的“好帮手”。吸气时盆底肌相对放松，腹部肌肉根据呼吸深度可能保持相对稳定或略有收缩；呼气时盆底肌适度收缩，腹部肌肉也参与收缩以协助呼气。剧烈运动呼气时，两者共同收缩，有助于保护盆底免受高腹压的影响。

7．呼吸时盆底肌与腹部肌肉的参与程度是怎么样的呢?

答：吸气时如果盆底肌的参与程度是100%，那么腹横肌的参与程度会高达230%，腹内斜肌的参与程度可能会达到100%，腹外斜肌的参与程度为20%，最后腹直肌的参与程度可能仅为10%。如果存在诸多原因导致的非病理性呼吸功能障碍，呼吸时就会有盆底肌与其他核心肌群活动异常的问题，导致各肌群参与呼吸运动的程度混乱，如可能出现腹直肌过度参与（参与程度为100%），而盆底肌的参与程度降低（0%～10%）的情况。

这时候，腹部摸起来就会硬硬的，盆底肌却未能有效收缩，腹腔的底部没有实现良好的支撑，腹压升高，可能影响整体呼吸效果。所以我们需要在呼吸训练中关注训练盆底肌与腹部肌肉的运动顺序。

做运动时，吸气后憋气会对盆底造成压力，高腹压会冲击原本应紧张的盆底肌，从而导致对盆底保护不足。如果经常重复这种不良的呼吸状态，可能最终导致盆底功能障碍。所以我们需要在呼吸训练中减少运用吸气后憋气的模式，增强呼吸对盆底肌的保护功能。

8. 盆底肌在呼吸过程中并非以整体、统一的方式运动，盆底肌分为深层肌肉与浅层肌肉，它们在维持盆底功能中分别起什么作用呢?

答：盆底肌是我们日常生活的保障。但如果要深究其具体的功能，我们就会知道，盆底肌分成深层肌肉和浅层肌肉，它们位置不一样，作用也不一样。深层肌肉主要维持骨盆的内部稳定和维系膀胱、子宫、阴道、直肠的位置，浅层肌肉则更多参与大小便的管控和阴道口的关闭。

讲到这里，妈妈们可能会感到疑惑：“我只要跟着老师学习呼吸训练时锻炼盆底肌就行啦，为什么还要细究深浅层的不同呢？”

俗话说“对症下药”，正是因为浅层和深层盆底肌在维持盆底功能及参与呼吸等相关活动中的作用不同，妈妈们各自所面临的问题也是不同的。不同的呼吸训练模式针对不同的肌群会出现不同的效果。

在呼吸运动中，深层盆底肌和浅层盆底肌的激活程度和方式有所不同。一般来说，在特定的呼吸或咳嗽等动作下，浅层盆底肌可能会更明显地参与。如果我们想针对浅层盆底肌进行锻炼，可能需要考虑特定的呼吸模式或增加气流量，但需注意勿过度用力吸气。

（二）呼吸与疼痛

我们经常会听到别人说：“我岔气了，腰好痛。”

“岔气”是什么呢？“岔气”通常是指在呼吸过程中，腰部肌肉或软组织突然运动不协调，可能引发腰痛。实际上，呼吸运动不协调可能与“岔气”及某些腰痛相关，但并非直接导致躯体多部位的疼痛。

部分躯体疼痛可能与呼吸模式有关，如腰背痛、颈部疼痛等，可以从呼吸角度进行一定的调节。

一般来说，呼吸时膈肌的协调运动会帮助我们的内核心进行协调运动，并维持良好的腹压。如果坚持良好的呼吸家庭训练，不仅可以减轻疼痛和解决部分肌肉骨骼相关的运动协调问题，还可以改善身体功能的平衡性。

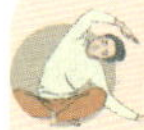

专业知识小贴士

呼吸与疼痛的调节机制是什么呢?

答：研究发现，呼吸在自主神经系统激活、情绪调节、酸碱平衡和抗炎过程中起着重要作用。疼痛可导致呼吸气流、频率和呼吸总量的增加。疼痛的存在往往伴随着呼吸模式的改变，而有节奏的缓慢呼吸则与疼痛减轻相关。

1. 呼吸与腰背痛

部分产后的妈妈可能会伴有腰痛的问题，呼吸训练可作为一种辅助治疗方法来缓解腰痛。吸气肌训练可以增加躯干肌肉的活动，增强呼吸功能，从而减轻疼痛。

对于慢性腰背痛的治疗效果，呼吸训练与核心稳定性相结合的效果优于单纯的核心稳定性训练，这种结合方式可以增强腰椎功能，减轻疼痛，提高腰背部肌肉耐力。

研究发现，人们能够通过对呼吸的注意力来自我调节身体功能和对疼痛的专注力，帮助更好地维持腰背痛的呼吸治疗效果。

2. 呼吸与骨盆带疼痛

我们有时感觉臀部、腰部及大腿根部出现钝痛、酸胀等不适感，这些可能就属于骨盆带疼痛（骨盆带疼痛通常是指发生在骨盆区域，包括臀部、腰部及大腿根部周围的疼痛）。

有研究认为，膈式呼吸训练可以减轻骨盆带的疼痛。通过呼吸的调节，膈肌和盆底肌的协同作用会得到改善，呼吸模式和肌肉活动也会得到优化。

3. 呼吸与颈部疼痛

慢性颈部疼痛的患者经常会出现呼吸功能障碍。相关调查显示，有颈部疼痛症状的参与者相较于无颈部疼痛的参与者，更可能出现呼吸功能障碍的症状。

本书提及的呼吸功能障碍症状，包括呼吸时感觉胸腔紧张，需要偶尔深呼吸以补充氧气，经常会感到有点缺氧，以及过度依赖胸式呼吸等一些非病理性的症状。这些症状与肺气肿、哮喘等疾病无关，其主要原因在于颈部肌肉力量减弱及呼吸肌运动不协调、呼吸模式异常。功能性残疾程度越重，出现的呼吸功能障碍症状往往也越多。

因此，改善这些患者的呼吸功能障碍，或有助于缓解颈部疼痛症状。对于有颈部疼痛的人群来说，长期坚持呼吸家庭训练可减轻慢性非特异性颈部疼痛（只是颈部肌肉问题，没有神经压迫）患者的疼痛，增加颈椎活动范围，增强颈部屈肌的耐力和力量，同时提升肺功能。呼吸训练的同时，可配合常规理疗或按摩，效果更佳。

4. 呼吸与情绪、其他疼痛

呼吸的神奇之处就在于，它不仅可以缓解多种类型的疼痛，例如深慢呼吸能减轻疼痛及疼痛导致的失眠；而且，呼吸还能缓解骨关节炎患者的抑郁症状，对普通人的情绪改善也同样有效。

我的一位患者曾分享了她通过呼吸训练改善情绪的经历：她是一名超市收银员，在工作中常会因客人的不讲理而感到愤怒并抱怨。但自从学习呼吸训练课程后，再上班时，她发现她的同事还在不停地抱怨，而自己却没有了这种冲动。这位患者非常惊讶于呼吸训练对她情绪的调节作用，从中，我们也可以看出呼吸训练对她的情绪产生了显著的改善作用。

多年来，呼吸练习一直应用于临床治疗，以减轻疼痛和改善某些健康问题，也可以在分娩时使用相应的呼吸方式，比如呼吸分娩镇痛、拉玛泽呼吸法等。

缓慢深大呼吸对急性烧伤疼痛、内脏疼痛也同样有效。然而，这种影响可能与其他潜在的机制（尤其是分散对疼痛的注意力）有关。

（三）呼吸与腹直肌分离

产后妈妈们常面临腹直肌分离的问题，当发现腹部中间出现松弛，平躺时能在腹肌中间轻松放入两指或更多时，应及时去医院检查。但我们无需过度担心，腹直肌分离可以通过很多方法来改善，呼吸训练是改善腹直肌分离的有效方法之一。很多患者在进行呼吸训练后取得了良好的效果。例如，有一位妈妈产后42天腹直肌分离达7厘米，她在家进行了为期一周的无张力腹式呼吸训练后，复查发现腹直肌分离程度减少了2厘米。还有很多类似案例，都表明我们可以从良好的呼吸训练当中受益。

腹直肌分离是因为怀孕等原因导致腹直肌中间的腹部白线筋膜分离，通常在仰卧屈膝位检测时分离大于2厘米才能确诊。

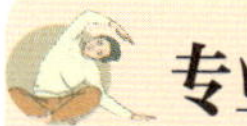

专业知识小贴士

1. 如何从腹直肌分离角度看呼吸训练的作用?

答：腹直肌作为外核心的一部分，维持骨盆的位置及封闭腹腔前侧，以保持正常的腹压，维持腹腔功能的稳定。腹直肌分离后对腹腔前侧的封闭作用下降，腹压随之出现问题，身体稳定性也会下降。

严重的腹直肌分离大多是在核心肌群不协调的状态下，腹压持续增加（如孕期胎儿增大等）导致腹部筋膜损伤。调节核心肌群的协调运动尤为重要，呼吸训练可以帮助内外核心肌群协调运动，协助内核心封闭，维持良好的腹压，恢复肌肉的弹性和营养，帮助身体建立良好的稳定性。因此，我们需要进行正确的呼吸训练来帮助腹直肌分离的恢复。

2．腹直肌分离呼吸训练的姿势要求?

答：从腹直肌分离的运动康复来看，我们可以采用呼吸训练结合核心训练的模式进行康复训练。无张力腹式呼吸训练是其中的一种方法，其姿势要求应选择屈髋90°的体位进行训练（见图1-1和图1-2），在此体位下最大呼气可以更多激活腹肌。

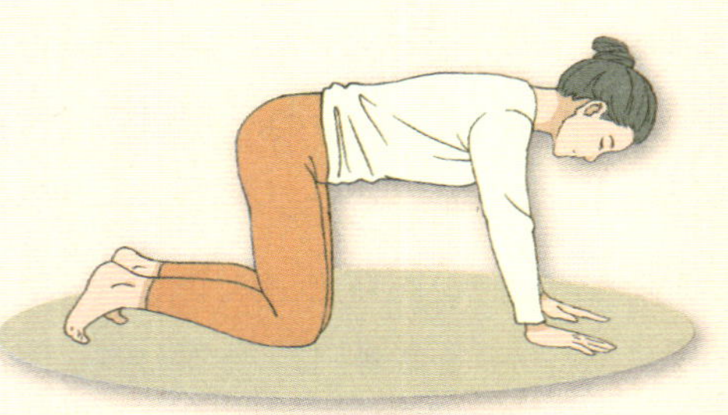
图1-1　俯卧位屈髋屈膝90°

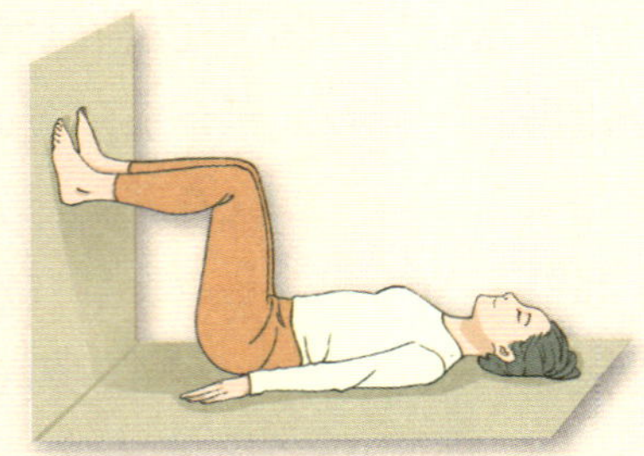
图1-2　仰卧位屈髋屈膝90°

3．过度用力的呼吸训练适合腹直肌分离患者吗?

答：过度用力的呼吸训练对于腹直肌分离是不适宜的。我们常强调避免过度用力呼吸。在呼吸训练初始阶段，经验不足或心急的妈妈们可能会因过度用力而加重腹直肌分离，甚至可能导致腹直肌分离处出现更明显的间隙或损伤。因此，我们建议腹直肌分离的妈妈们先建立良好的无张力腹式呼吸模式，让盆腹动力达到协调状态后，再开始呼吸配合的渐进式核心力量训练。

（四）呼吸与自主神经

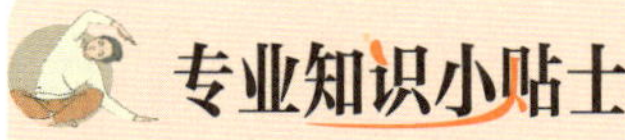

1. 什么是自主神经？

答：相信大部分妈妈对自主神经、交感神经、副交感神经这些词感到一头雾水，我们可以把自主神经理解为身体中的“自动驾驶系统”。在人体无意识状态下，自主神经就能自行工作并协调支配血压、消化、呼吸、心率等，包括交感神经和副交感神经，这一对神经的平衡状态直接影响身体功能。

2. 自主神经的功能是什么？

答：交感神经在人体处于紧张状态时就会起兴奋作用，常被视为应对紧张、亢奋等状态的“应急系统”。以交感神经为主导时，通常机体处于紧张、亢奋、激动的状态。此时，心跳加速，皮肤及内脏血管收缩，冠状动脉扩张，血压升高，血糖水平上升，胃肠蠕动功能减弱，膀胱壁肌肉松弛，唾液分泌减少，汗腺分泌增加等。

而副交感神经更像“镇静剂”，它在我们睡觉、休息时起作用，帮助机体维持安静状态下的生理平衡。以副交感神经为主导时，机体多处于安静、放松的状态。此时，心跳减缓，呼吸减慢，血压下降，消化腺分泌增加，膀胱收缩力增强等。

人体在正常情况下，功能相反的交感神经和副交感神经处于相互拮抗和协调的平衡状态中。

3．从自主神经系统的角度，呼吸治疗缓解疼痛的原理是什么？

答：缓慢的呼吸训练在呼吸吸入和保持过程中，可能通过影响身体的生理状态，进而促进自主神经平衡向以副交感神经为主导的方向调整。

通过呼吸训练，可以增强副交感神经活动、抑制交感神经活动，从而提高疼痛阈值，改变动脉血二氧化碳分压（$PaCO_2$）和pH值，进而减轻疼痛。

大脑像一个中央处理器，可以对身体各部分传递的信息进行分区处理，并作出相应的反馈。当大脑接收到呼吸调节信号时，会将这些信号投射到控制副交感神经和交感神经的脑干神经核。这些神经核的传出活动影响心率、血压等生理指标。

压力感受器系统具有一个中央分支，能够将呼吸信号传递到大脑中参与处理疼痛刺激和调节疼痛反应的区域。因此，压力感受器系统可以将呼吸训练导致的心血管系统压力变化传递到负责调节自主神经张力、处理疼痛刺激和调节疼痛反应的大脑区域，从而导致痛觉减退。也就是说，当我们降低呼吸频率，并适当调整吸气与呼气的时间比值（如延长呼气时间）时，痛觉减退可能会更为明显。

4．呼吸调节降低血压的原理？

答：血压的改变与呼吸调节时交感神经活动受抑制和副交感神经活动增强密切相关。练习频率为每分钟6～10次的横膈膜深呼吸，有助于降低高血压患者的血压。这种深呼吸可以通过激活肺–心脏机械感受器、抑制交感神经活动，并可能通过调节自主神经系统，导致小动脉扩张从而降低血压。同时，深呼吸练习增加了副交感神经活动和压力反射的敏感性，导致高血压患者的收缩压和舒张压均下降。

5．我们经常在做了呼吸训练后会觉得很放松，呼吸训练是怎么使人放松的呢?

答：在应激状态下，交感神经张力升高，导致人长时间处于焦虑、暴躁、紧张的负面情绪中。深慢呼吸以更慢、更深、更长的呼气方式来降低交感神经张力，使人感到平静和放松。

（五）呼吸与胃肠动力学

呼吸训练被视为胃肠功能障碍的一种有效补充疗法。

专业知识小贴士

1．呼吸训练与胃食管反流?

答：胃食管反流简单来说就是胃酸逆流入食管中，产生烧灼、疼痛等不适感。呼吸训练对胃食管反流症状改善有积极作用，吸气肌训练可以训练膈肌脚的肌纤维，积极帮助构建抗反流屏障。同时，腹式呼吸训练可能通过促进胃肠蠕动、改善胃肠协调性等机制，对减少胃酸反流有积极影响。

2．呼吸训练与肠易激综合征?

答：肠易激综合征是一种功能性肠道疾病，症状不固定，可有腹胀、腹痛等症状，腹痛一般发生在下腹部，常在排气或排便后缓解。

深慢呼吸可能通过增强副交感神经活动，改善便秘型肠易激综合征的症状，包括影响直肠敏感性。研究证明，深慢呼吸干预后患者的症状得到改善。此外，瑜伽调息已被证明可以通过增加胃肠道副交感神经活动和减少压力的影响来减轻肠易激综合征的症状。

（六）呼吸与心血管疾病

心脏在心包内，其位置受到膈肌等周围组织结构运动的影响。吸气时，膈肌下降，间接影响心脏的位置；呼气时，膈肌上升，心脏也随之相应回到原来的位置。心包与膈肌等周围结构的协同运动有助于维持心脏的血液与营养供给，并可能通过牵拉等机制调节心脏活动和自主神经。

呼吸训练可以减少心血管疾病的危险因素，它不仅有治疗作用，而且具有预防意义。研究发现，超氧化物歧化酶的增加和自由基数量的减少，氧化应激水平的降低在一定程度上可以解释呼吸训练对心肺系统的长期有益影响。

（七）呼吸与2型糖尿病

交感神经活动增强可促进血糖升高，而呼吸调节降低交感神经张力可能有助于降低血糖。有证据表明，横膈膜呼吸可以改善2型糖尿病患者体内的氧化状态，并有助于改善氧化应激状态。横膈膜呼吸运动可以作为标准护理的附加治疗，以改善人体测量数据和血糖参数。

（八）呼吸与睡眠

呼吸与睡眠是相互独立但又紧密依存的过程。在发育的婴幼儿期，两者的变化过程呈现出一定的相似性。而在睡眠方面，青春期个体的睡眠模式、时长或质量等可能会经历持续的变化。与这两个过程联系在一起的最常见的疾病是睡眠呼吸障碍，它在不同年龄组的表现和影响上存在差异。

习惯性打鼾的儿童睡眠时副交感神经张力降低，这可能表明该患儿睡眠时自主神经系统功能存在异常。研究发现，习惯性打鼾的儿童心率变异性降低（即心脏对应激的调节能力下降），这可能与成年后心血管风险的增加有关。

（九）呼吸与焦虑抑郁

呼吸不仅受代谢需求的控制，还会不断对情绪的变化做出反应，如悲伤、快乐、焦虑和恐惧。最终的呼吸输出状态涉及脑干和高级神经中枢之间复杂的相互作用。在维持生理稳态中，呼吸与情绪存在着密切的相互作用和影响。研究发现呼吸训练可以改善焦虑、抑郁情绪，缓解压力。

横膈膜呼吸法是一种广泛应用于减轻生理和心理压力的干预方法。横膈膜呼吸可以降低生理应激（通过改善血压、呼吸和皮质醇水平）和心理应激（改善个体在心理应激情境下的反应）。瑜伽调息有减轻压力的作用，可能的机制是通过降低血清皮质醇水平，也可通过直接减少交感神经活动，促进交感神经和副交感神经的平衡。

以上提到的皮质醇水平降低与幸福感的增加、焦虑的减少和压力感知阈值的增加有关。

焦虑会导致盆底肌紧张。我曾经遇到一个排便功能障碍的婆婆，她的盆底肌很紧张。在进行呼吸训练系列课程后，她的盆底肌恢复了正常的弹性。结束治疗时进行盆底肌电筛查，初时盆底肌电值略显异常，触诊检查显示盆底肌紧张，呈板状改变。同时，我发现她精神非常紧张，经询问后得知她需要去接放学的小孙子，这是她当时紧张的一个原因。第二天复检时，她的盆底肌电值完全正常，触诊盆底肌弹性也恢复了。由此可见，盆底肌的紧张与精神的紧张与放松是协同的。

（十）呼吸与分娩

盆底肌在分娩过程中起着关键作用，盆底肌的收缩和放松能力与呼吸的协调至关重要，盆底肌紧张会增加分娩的疼痛与损伤，有学者强调放松和呼吸技巧有助于产妇在分娩过程中降低焦虑水平。

呼吸训练是一种有益的预防和干预方法，通常在分娩时使用拉玛泽呼吸法。有分娩经历的妈妈在孕期大多学习该呼吸法，它可能有助于缩短第二产程的持续时间。

（十一）呼吸与姿势

1. 呼吸与姿势的选择

呼吸时的姿势选择至关重要，因为正确的姿势能够优化呼吸效果。研究表明，骨盆带疼痛的女性往往会出现膀胱底部移位、盆底肌活动和膈肌运动方向的变化。针对这些情况，这类女性可以通过特定姿势的呼吸训练获得益处。

我们常用的呼吸体位包括平卧位、四足跪位、站立位、三脚架位等（见图1-3～图1-6），不同体位对呼吸时核心的激活程度不同。站立位时腹部核心的激活强度最明显，三脚架位与四足跪位次之，且二者激活程度相当。因此，不同姿势的核心激活强度按照由强到弱的顺序依次为站立位、三脚架位与四足跪位、平卧位。这有利于我们在呼吸训练时选择合适的体位。

但是产后初期的女性核心功能尚未建立良好的稳定性，不能直接按照上面的顺序开始训练。她们应从平卧屈髋屈膝位这一基础姿势开始训练，而不是从对核心肌群激活要求较高的站立位、三脚架位与四足跪位开始。只有平卧位训练使核心肌群达到良好的协调状态时，才能进一步进行其他姿势的呼吸训练。

还有一个很好的呼吸位置就是俯卧位（见图1-7），这个体位可能有助于胸腔和腹腔压力的某种调整，帮助呼吸力量更有效地传导至盆底肌群。但是俯卧位可能不是日常功能活动中的常见体位，因此在俯卧位下进行的良好呼吸训练，可能并不直接等同于在其他体位（如平卧位、坐位、站立位）下也能保持同样的呼吸协调性。

2. 膈肌与身体的平衡稳定

膈肌是身体核心的姿势稳定相关肌肉之一，主动呼吸越好，膈肌越厚，姿势越稳定，静止的时候身体越平衡。

我们经常会观察到，呼吸时腹部的起伏很大，这通常被视为一个不利的信号。因为腹部起伏越大，往往伴随着髋关节的波动增大，进而导致身体重心的移动幅度增加，身体的稳定性也会随之下降。为了减小重心移动的幅度并提高

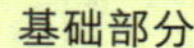

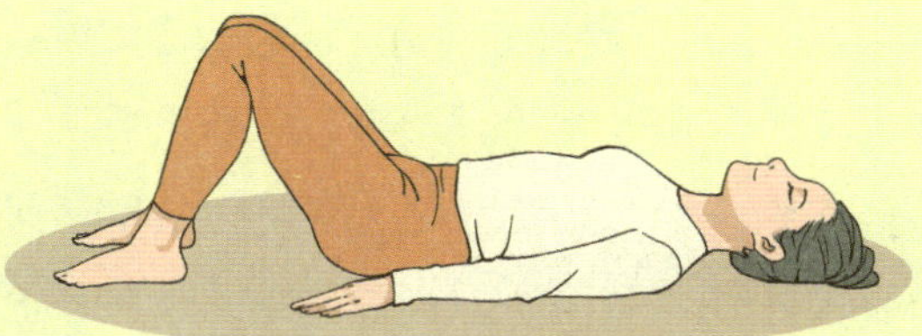

图1–3　平卧位

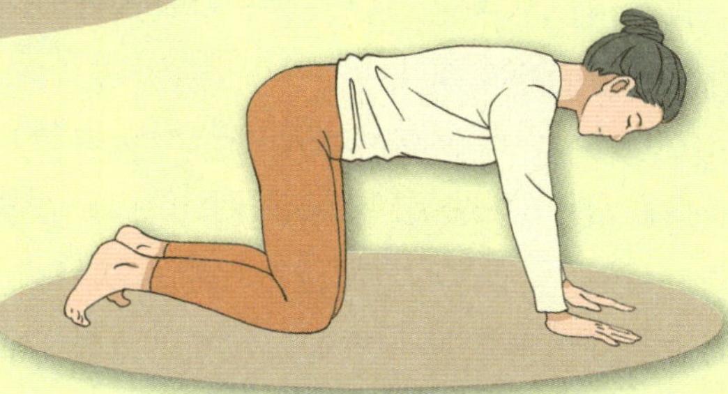

图1–4　四足跪位

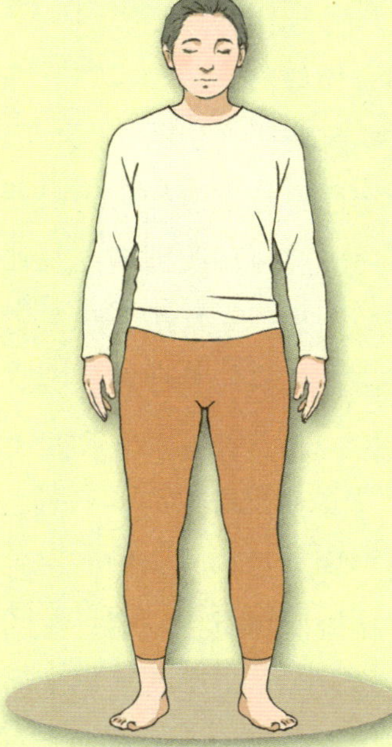

图1–5　站立位

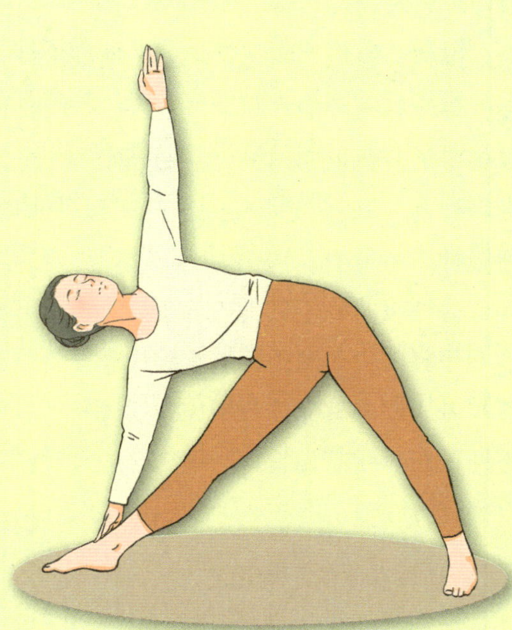

图1–6　三脚架位

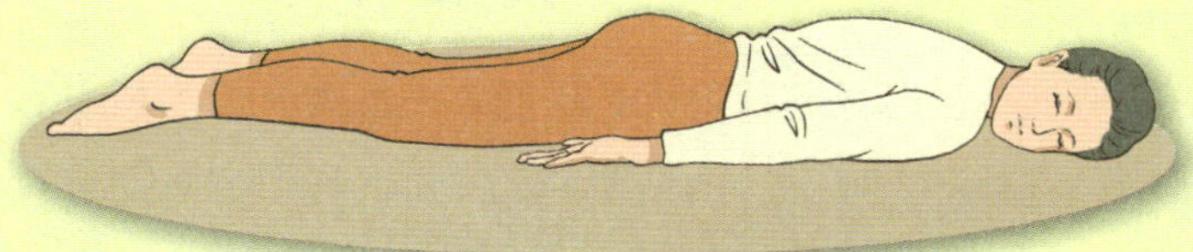

图1–7　俯卧位

身体的稳定性，我们可以尝试减小呼吸运动的幅度，特别是腹部起伏的幅度。

呼吸运动有助于减少姿势摇摆的影响，虽然用力鼓腹呼气收腹的呼吸训练是一种常见的训练方法，但不建议进行这种腹部前侧过度用力的呼吸训练。我们可以从身体重心改变、身体稳定性下降两个方面看到这是一种不利于身体稳定的呼吸训练方法。

因此，坚持呼吸训练对身体的平衡很重要，对老年人尤为重要。老年人摔倒常常和身体失去平衡密切相关。强烈建议老年人也进行呼吸训练。

（十二）呼吸模式的选择

深呼吸练习通常在很多疾病/亚健康状态下使用，比如高血压和疼痛。练习深呼吸有各种各样的技巧，已经有一些研究对这些技巧所产生的不同心理和生理效果进行了探讨。例如，有研究对健康成年志愿者分别进行了闭口呼吸、单侧鼻孔呼吸和抗阻呼吸/负荷呼吸的实验，每分钟呼吸6次（即控制呼吸频率），每次3分钟。结果发现，相较于其他呼吸模式，负荷呼吸时血压变异性高（血压波动较大），闭口呼吸时血压变异性高于单侧鼻孔呼吸。呼吸性窦性心律失常发生率（这是一种以呼吸为主导的心率周期性改变）在负荷呼吸时高于其他呼吸模式，在闭口呼吸时高于单侧鼻孔呼吸。

呼吸技巧在气压反射敏感性和有效性方面没有差异。从个人感知而言，参与者认为与其他呼吸相比，嘬嘴呼吸更平静、更愉快、更有控制感。总的来说，在4种被测试的深呼吸技巧中，负荷呼吸与增强特定的心血管效果（如心率变异性等）有关，而嘬嘴呼吸与更好的情绪反应有关，同时也对某些心血管指标（如血压等）产生了一定的积极影响。

这些发现可以为应用深呼吸技术作为健康状况的自我管理干预提供信息，这可能对刺激压力感受器、调节自主神经和情绪有益，比如对高血压和疼痛的管理可能有所帮助。

基于单侧鼻孔呼吸与双侧鼻孔呼吸在某些方面（如放松效果、能量提升等）的功效不同，同时考虑到躯体两侧膈肌解剖位置的不均衡，在本书的鼻孔位置呼吸法中，我们介绍了单侧鼻孔呼吸的方法：吸气的时候用鼻腔，呼气的时候放松唇周，自然放气，类似于噘嘴呼吸的呼气方法。在进行无张力呼吸训练时，逐渐使核心的肌群放松和富有弹性，促进膈肌有效运动，帮助身体各部位的组织灵活活动。

在呼吸过程中不仅可以见到身体随着呼吸在运动，腹部和胸腔、盆腔都在扩张回弹，体内深部的组织也会随着呼吸被动地参与整个呼吸力学的传导过程。肺由很多肺叶组成，肺叶之间相互连接，共同构成肺的整体结构。正常情况下，吸气时肺叶扩张帮助胸腔向四周扩张，但是当后下肺叶扩张不好，可能因体态不良导致该肺叶扩张受限，那么在该肺叶下的膈肌后侧部分就没有办法在吸气时跟随呼吸压力流下移至腹腔，后侧的腰部也没有办法伴随压力流下传而正常扩展或放松，进而无法良好地向下传导到后侧的盆底。因此，需要一些有技巧的呼吸方法帮助呼吸更好地打开后下肺叶，从而帮助膈肌活动以及连接的肌肉系统（比如髂腰肌、腹横肌、盆底肌等肌群）达到平衡的运动。此时鼻孔后侧呼吸法应运而生，鼻孔后侧呼吸法在鼻孔位置呼吸法中有着非常重要的意义。

呼吸时，不仅肌肉和骨骼会运动，胸腔和腹腔内的内脏器官也会随着呼吸膈肌的运动协同运动，内脏器官的具体运动情况见图1-8和图1-9。

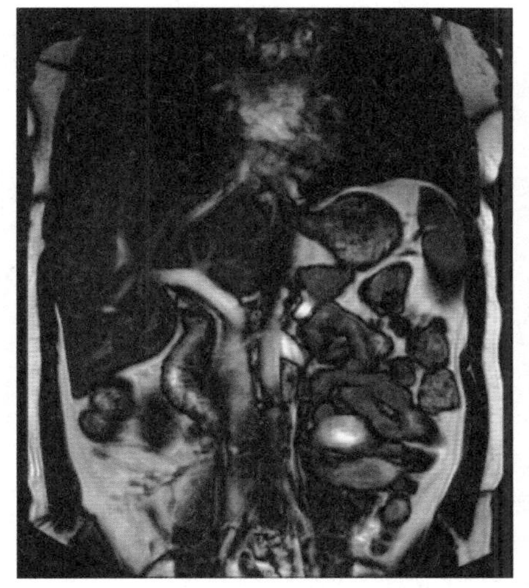

图1-8　磁共振成像无张力呼吸吸气相冠状面，膈肌及内脏器官向下移动

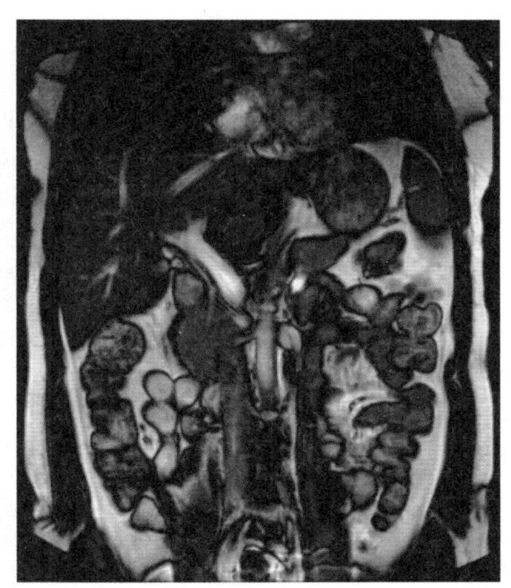

图1-9　磁共振成像无张力呼吸呼气相冠状面，膈肌及内脏器官向上回弹

我们做无张力呼吸的时候膈肌会移动1～2厘米，深呼吸的时候膈肌会移动6～10厘米，同时内脏器官也会跟随膈肌运动。我们可以从功能性磁共振成像检查的图片中看到吸气时胸腔和腹腔变宽，呼气时胸腔和腹腔变窄，吸气时所有内脏器官向下运动，呼气时回到原来的位置。

内脏器官和膈肌通过多种方式连接在一起，如心脏与膈肌部分相邻并通过心包等结构相联系，膈肌下面的肝脏、胃肠道等器官则通过韧带等结构与膈肌相连。呼吸时，心脏、肝脏、胃肠道会受到膈肌运动的影响（见图1－10～图1－13），女性盆腔的直肠、子宫、膀胱同时也受呼吸运动的影响。吸气量增加时，膈肌运动的幅度会增大。人体每天进行20 000多次呼吸，这一过程中不停地促进内脏器官的运动和功能调节。这种调节是通过内脏器官附着的交感神经的调节、血液供应和营养的促进及神经递质的释放来实现的，最终达到身体功能的整体调节。

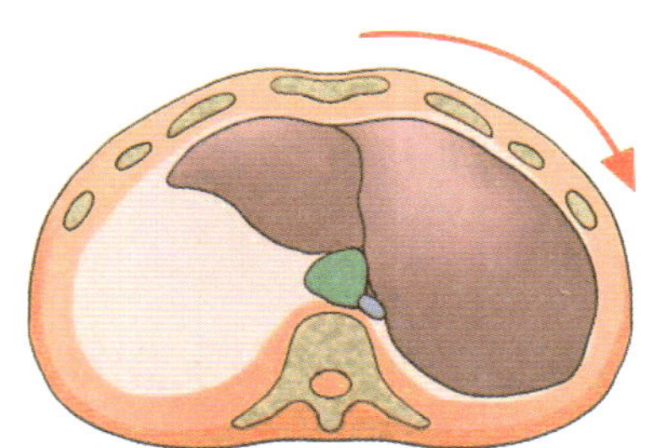
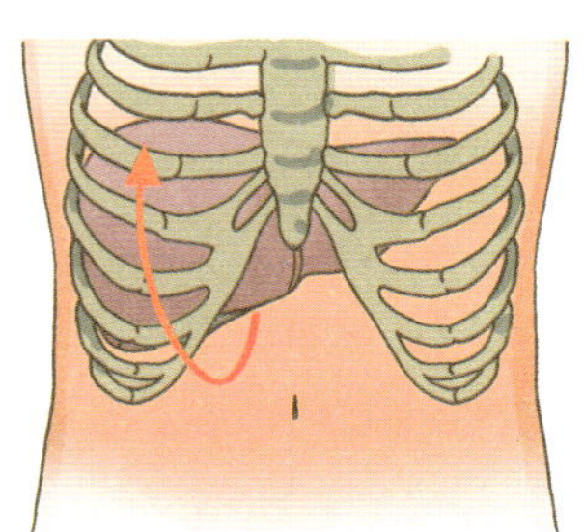

图1－10　肝脏在呼吸中的运动

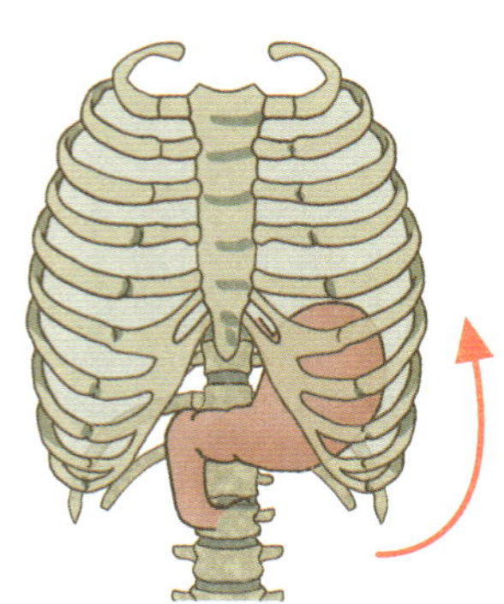
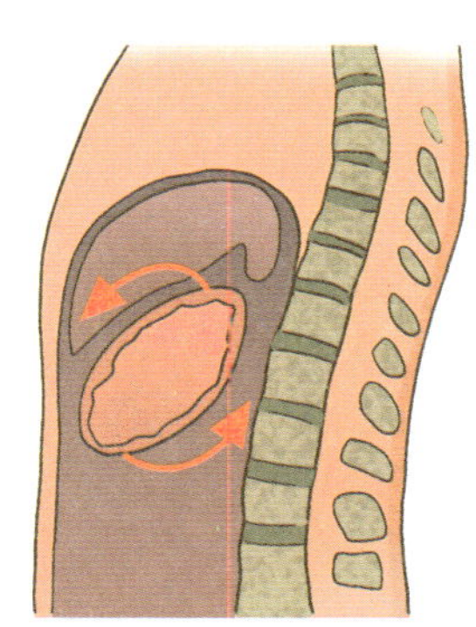
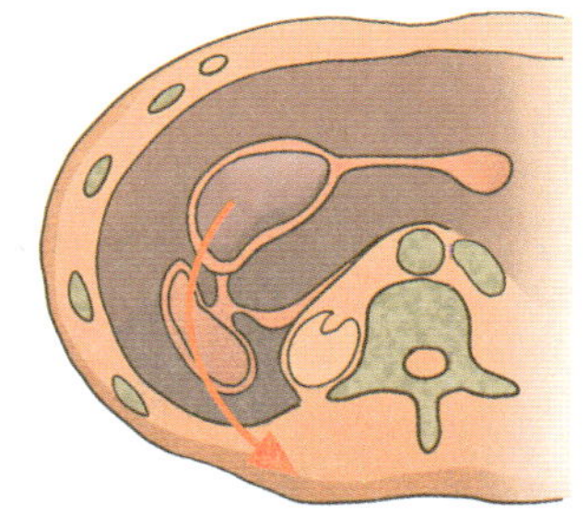

图1－11　胃在呼吸中的运动

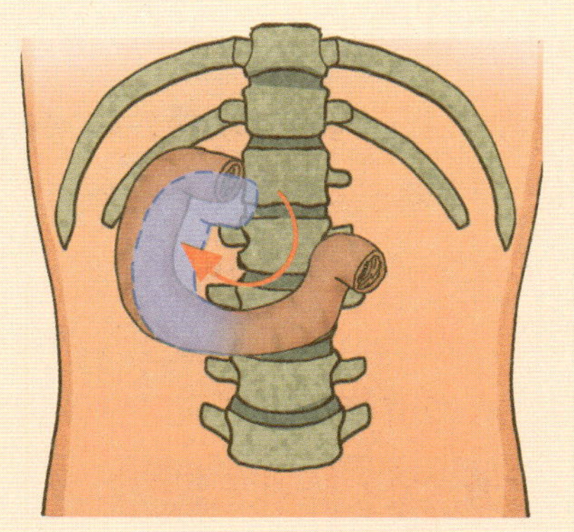
图1-12　主动呼气时十二指肠的运动

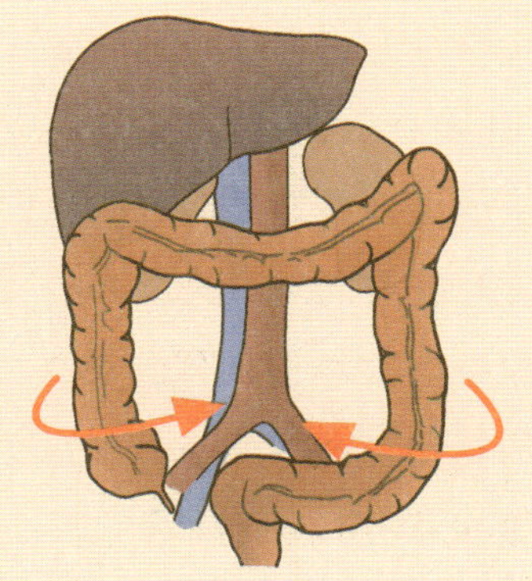
图1-13　主动呼气时结肠的运动

1. 盆腹动力学呼吸训练的原理

（1）在呼吸运动中，膈肌与盆底肌相互协调运动，腹横肌与盆底肌的协调运动决定了盆腹腔在呼吸过程中的重要地位（见图1-14）。结合起来就是内核心和外核心会帮助核心区域协调运动。

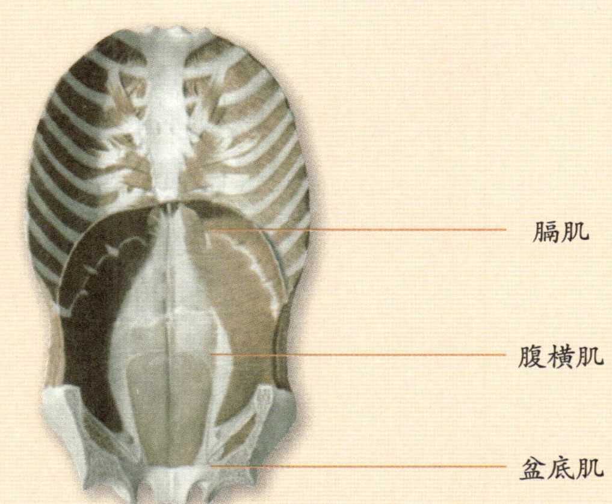

图1-14　内核心前侧内视图：内核心由膈肌、腹横肌、盆底肌、多裂肌（多裂肌在核心后侧）组成

图片来源：Bordoni B. The five diaphragms in osteopathic manipulative medicine: myofascial relationships, part 1[J]. Cureus, 2020, 12(4): e7794.

（2）盆底与腹部处于同一个动力系统及腔室中，在呼吸运动中，盆底与腹部的相互动力传导对盆腔及腹腔内脏器官、肌筋膜系统的协调运动，以及盆腔、腹腔内脏器官生理功能的正常发挥起着非常重要的作用。

（3）在无张力呼吸法中，吸气时气流从鼻腔进入胸腔，压力的变化从胸腔传递至腹腔、盆腔；呼气时气流从肺经口腔排出，胸腔内的压力逐渐降低，使脏器组织从盆腹腔方向恢复到原位（见图1-15、图1-16）。前腹上部在呼吸运动力学中具有重要意义，前上腹部松弛或过度紧张会影响呼吸压力变化的传递。身体重心的改变也会影响呼吸气流/压力变化的传导方向，表现为上腹部或者下腹部腹压的增加/减少。

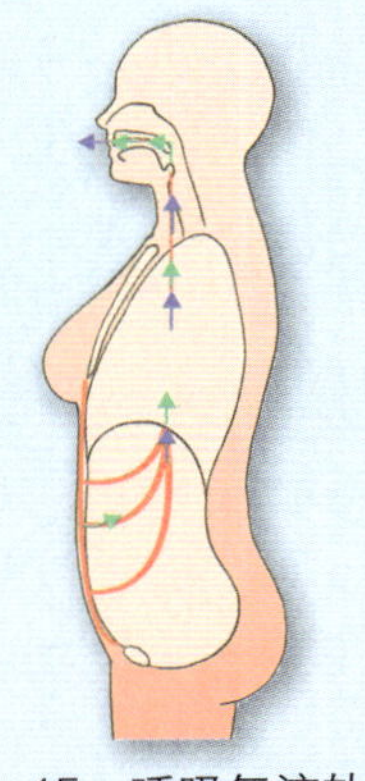

图1-15 呼吸气流轨迹

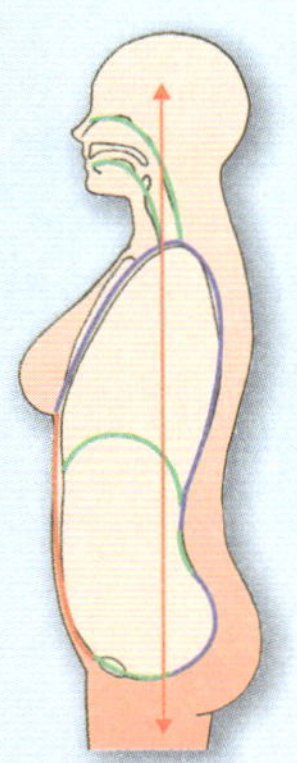

图1-16 矢状面呼吸动力学传导的吸气从鼻腔至胸腔、腹腔、盆腔解剖结构图

非孕期腹压增加时，腹压传导至下方的盆腔，盆腔脏器能保持正常位置；孕期腹部增大、腰曲增大、腹部压力整体分布变化（见图1-17），前下腹部和前侧盆底组织及脏器更容易出现形态的改变，比如下腹部膨隆松弛、阴道前壁膨出等形态的改变，出现功能性问题，比如咳嗽、漏尿等。

先天发育异常、不良生活习惯和运动习惯、外伤及孕产史、躯体疾病、手术及外伤等因素都会导致身体结构变化从而出现盆腹动力学异常，继而导致盆腹功能障碍，需要重新建立正常的盆腹动力进而促进躯体功能恢复。

（4）我们把呼吸过程中的压力变化看作压力流（见图1-18），吸气时压力流主要向盆底方向传递（见图1-19），呼气时压力流主要向腹部方向回流。呼吸压力变化是影响呼吸力学方向的重要因素之一，不同的体态和不同

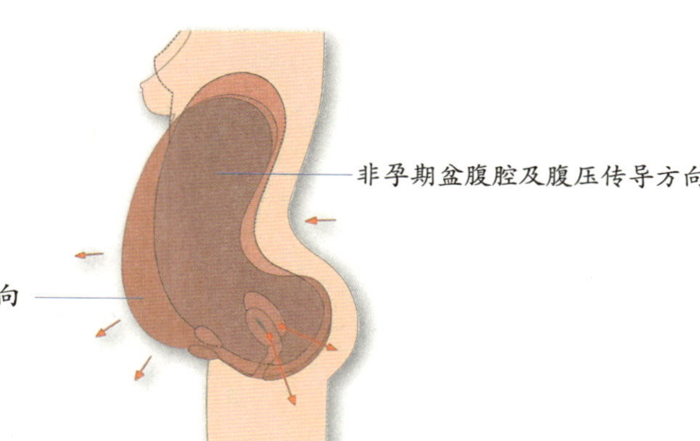

图1-17 孕期和非孕期盆腹腔及腹压变化

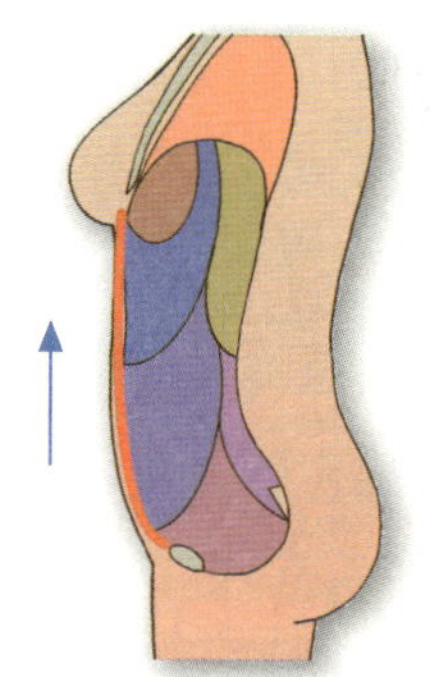

图1-18 腹部方向的压力流圆锥

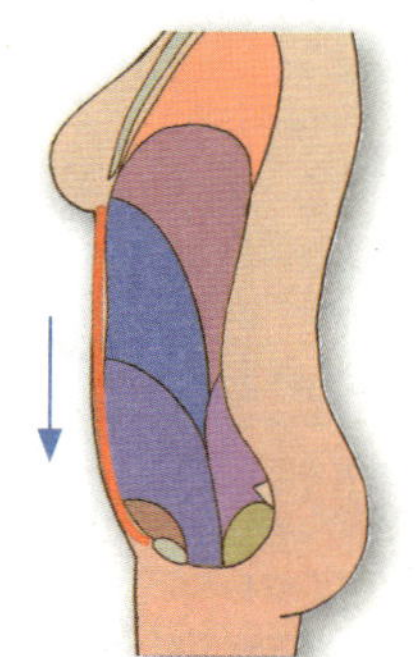

图1-19 盆底方向的压力流圆锥

部位的组织改变会影响呼吸的压力变化，调整呼吸压力以适应盆底及相关部位的功能需求是治疗这些部位功能障碍的根本。

（5）膈肌、腹部肌肉和肋间肌等胸腔相关肌肉都有最佳的长度-张力关系和协调模式，当所有肌肉群都相对平衡参与时，呼吸才是最有效的。

（6）吸气时腹肌、盆底肌会放松，呼气时腹肌、盆底肌逐渐收缩。鼻吸鼻呼平静呼吸、鼻吸口呼无张力呼吸时，身体呈现不同的状态，这两种呼吸模式也是我们对盆底功能障碍及相关功能障碍进行训练及治疗的基础呼吸模式。

下面是两种不同呼吸模式的呼吸运动图示（见图1-20、图1-21）。通过这些图示，我们可以观察到鼻吸鼻呼的平静呼吸以及鼻吸口呼的无张力呼吸时盆腹腔的运动状态。本书涉及的训练中，开口呼气的呼吸状态较为常见，

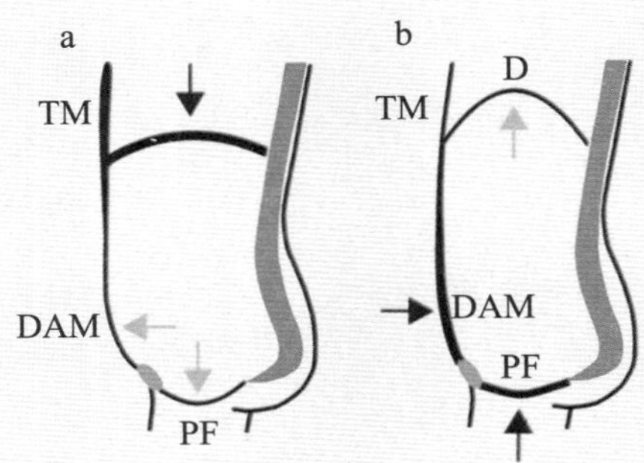

图1-20　鼻吸鼻呼平静呼吸时腹-盆腔正中矢状面示意图

TM，胸肌；D，膈肌；DAM，深前外侧腹肌；PF，盆底肌。较粗的线条表示肌肉收缩，较细的线条表示肌肉放松。黑色箭头表示主动力矢量，灰色箭头表示被动力传输。

图片来源：Talasz H, Kremser C, Talasz HJ, et al. Breathing, (S)training and the pelvic floor—a basic concept[J]. Healthcare (Basel), 2022, 10(6): 1035.

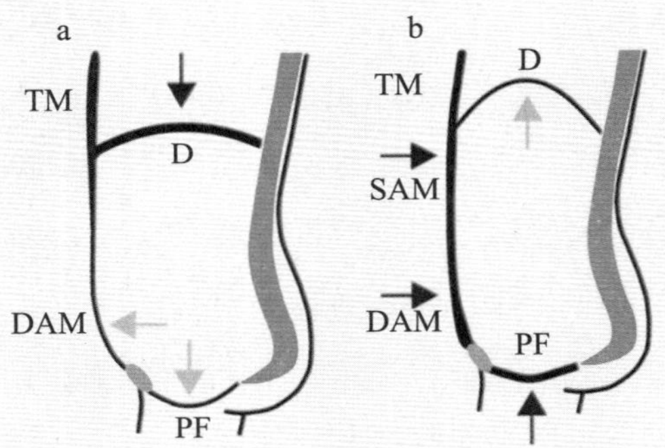

图1-21　鼻吸口呼无张力呼吸时腹-盆腔正中矢状面示意图

TM，胸肌；D，膈肌；SAM，浅前外侧腹肌；DAM，深前外侧腹肌；PF，盆底肌。较粗的线条表示肌肉收缩，较细的线条表示肌肉放松。黑色箭头表示主动力矢量，灰色箭头表示被动力传输。

图片来源：Talasz H, Kremser C, Talasz HJ, et al. Breathing, (S)training and the pelvic floor—a basic concept[J]. Healthcare (Basel), 2022, 10(6): 1035.

同时部分呼吸训练也是在平静呼吸状态下进行的，因此，我们可以通过这两个呼吸状态来形象地了解整个呼吸过程以及盆腹腔的运动情况。

2. 鼻吸鼻呼平静呼吸的盆腹腔运动

图1-20展示了鼻腔吸气和鼻腔呼气时腹-盆腔的肌肉收缩与放松状态。吸气时，膈肌收缩（胸腔容积增大，膈肌相对向下运动），盆底肌放松（相

对向下运动）；呼气时，膈肌放松（胸腔容积减小，膈肌相对向上运动），盆底肌收缩（相对向上运动）。在静止呼吸时，体腔吸气时体积增大，呼气时体积减小。

3. 鼻吸口呼无张力呼吸的盆腹腔运动

图1-21展示了腹腔周围肌肉群在吸气（a）和通过开口声门呼气（b）时正确收缩盆底肌和前外侧腹肌的物理牵拉期间的运动和收缩状态。

我们在呼气时，盆底肌会随着呼气自然收缩并被腹肌及胸腔压力的改变牵拉向上，封闭盆底下口。但是部分产后受损状态向下移动的盆底肌不能特别好地跟随呼吸运动做吸气向下，呼气向上收缩运动，可能会表现为吸气仅仅在胸腔或者前侧胸腹部，吸气膈肌和盆底肌出现异常的向胸腔方向/向上的运动，呼气膈肌和盆底肌出现异常的向盆腔/向下的运动。这会导致身体出现一系列的问题或功能障碍，需要我们自主地配合呼气运动时轻微收缩盆底深部组织，才能让盆底肌筋膜跟随腹肌筋膜轻轻牵拉向上运动，维持内核心的封闭功能。这是非常值得我们注意的问题。

盆底平时可能会表现出一系列问题：无法感知盆底肌的位置和运动，盆底肌无法收缩，经过盆底电生理治疗无法提升肌力，盆底紧张疼痛，同房干涩，腰背痛，骨盆周围组织疼痛等。

4. 盆腹动力学呼吸训练适应证和禁忌证

注意，呼吸训练均为以下功能障碍的辅助家庭训练，如果存在诊断相关疾病/功能障碍需要到医院就诊治疗；呼吸训练所有的适应证均为身体的功能性问题。

盆底功能障碍：盆底肌力差、盆底本体觉下降（无法感知盆底肌、不知道盆底肌处于收缩还是放松状态、不清楚收缩的速度）、盆腹动力学不协调（盆底收缩时腹肌和臀肌等肌肉的过度使用、盆底肌无法收缩、咳嗽时盆底与腹部无法提前进行自发腹压到达前的收缩运动、咳嗽时腹部和盆底向外扩张、做腹压增加的动作时压力没有传导到盆底、腹压增加没有盆底扩张的感觉）、尿失禁、粪失禁、阴道疼痛、骨盆周围组织疼痛、阴道肛门坠胀、轻度阴道前壁膨出、小便不净、产后没有便意、非感染因素导致尿频、便秘。

腰腹功能障碍：腹直肌分离、腹壁松弛、腹壁僵硬、腹壁深部筋膜疼痛或固定（器质性疾病除外，比如阑尾炎）、腹型肥胖、下腰痛、骶髂关节功能障碍、腰骶关节功能障碍、耻骨联合功能障碍、功能性消化不良、反流性食管炎、便秘型肠易激综合征。

其他躯体功能障碍：呼吸功能障碍（因呼吸模式异常、肌肉紧张、姿势异常、运动减少导致）、肺活量下降（因肌肉紧张、体态异常、运动减少导致）、轻度睡眠障碍、轻度焦虑抑郁状态（睡眠障碍、焦虑抑郁程度由专业医生就诊后确定，严格遵医嘱治疗）、轻度的精神压力增加（能自我调节的状态）、姿势体态异常、产后女性常规训练等。

禁忌证：认知能力下降，无法理解、无法记忆训练内容的妈妈，过度疲劳。

注意事项

（1）以上适应证均需要在正规医院就诊确诊后才开始训练，不能自行诊断或通过百度医生诊断疾病，配合医院治疗同时训练，效果更佳，听从医院医生指导，特别是经过盆腹动力学呼吸训练技术培训合格的医护人员。

（2）如果训练过程中有任何不适请停止，比如头晕、心慌、疼痛、口周麻木或其他不适等，不适症状可能和过度用力呼吸有关。如果训练效果不佳，可能与妈妈们对动作理解程度不够和身体既往的运动协调不良、关节灵活度差有关。

（3）呼吸训练均使用无张力呼吸模式，无张力呼吸要求吸气和呼气均为自然缓和状态。切忌过度用力吸气和呼气，忌用腹压用力鼓起肚子和收缩肚子呼吸，吸气时不要过度耸肩、上抬前侧胸廓、过度扩张胸腔或者腹腔。呼气时不要用“嘶”“嘘”“嗬”等声音，呼气时没有声音或者很轻的气流声音。

（4）进行进阶版呼吸训练需要建立正常的无张力呼吸模式，包括无张力胸式呼吸、无张力腹式呼吸和无张力胸腹联合呼吸。本书以无张力呼吸法和鼻孔位置呼吸法为基础呼吸法。这两个呼吸法均熟练掌握后，再在此基础上进一步练习其他类型的呼吸训练。

（5）训练时应在安静没有干扰的环境，确保训练环境安全，无尖锐物品。站立不稳、容易低血糖、体位性低血压等疾病的患者可以选择卧位和坐位训练，确保训练安全。需要家属陪伴训练的妈妈要确保周围有人陪伴。

二、基础呼吸体位

呼吸体位：卧位、四足跪位、坐位、站立位。

在任何体位下都可以进行呼吸训练，刚开始训练时可以从卧位开始，逐渐过渡到四足跪位、坐位、站立位。

（一）卧位

动作要领 从仰卧位屈膝，双脚平放于地垫或地面上（见图1–22），或者仰卧位屈曲大腿与身体呈90°，屈曲小腿与墙面呈90°（见图1–23），再到俯卧位（见图1–24）、侧卧位训练。

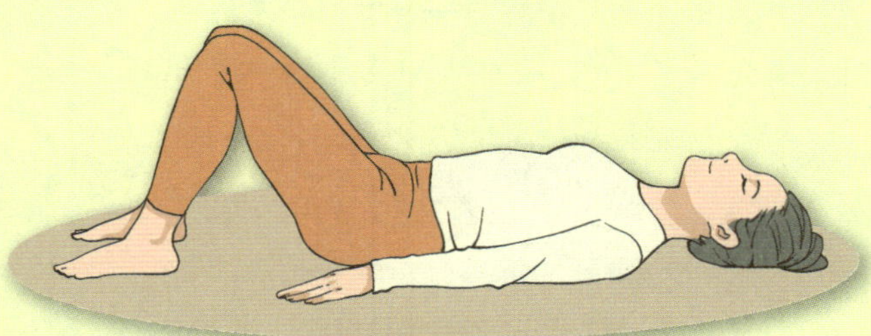

图1–22 死虫仰卧位呼吸体式

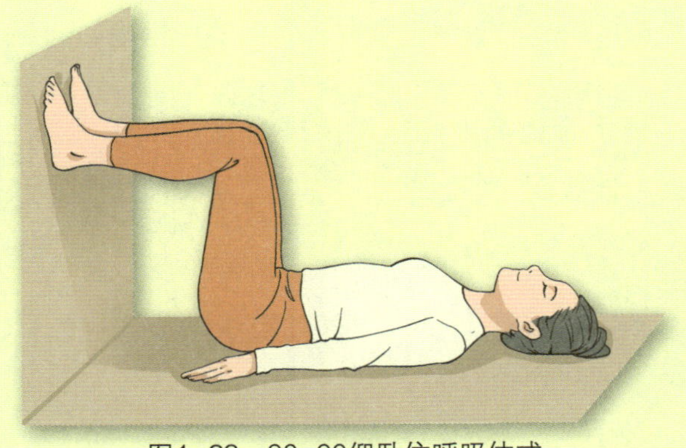

图1–23 90–90仰卧位呼吸体式

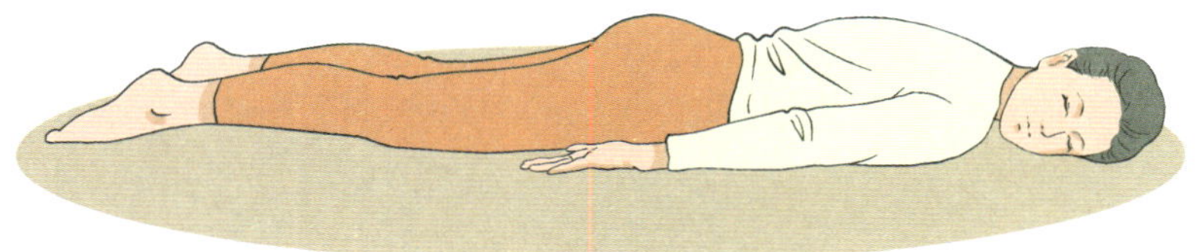

图1-24　俯卧位呼吸体式

（二）四足跪位

动作要领　跪立位，双手支撑分开与肩同宽，垂直支撑于肩膀，肩部下沉，肩胛平行贴合在胸壁上，五指张开，屈膝跪立，大小腿呈90°，脊柱延伸（见图1–25）。

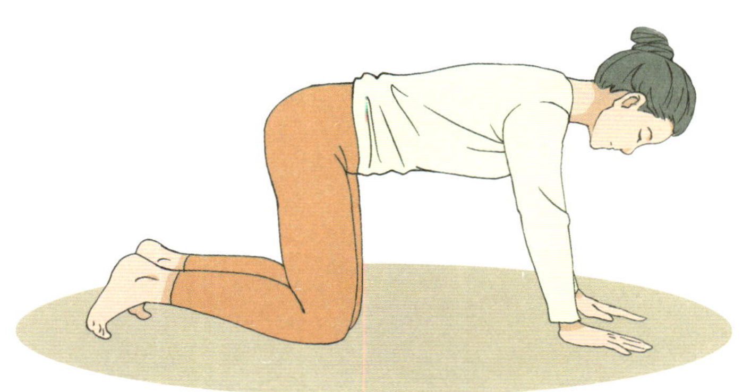

图1-25　四足跪位呼吸体式

（三）坐位

动作要领　坐于合适高度的板凳上或者盘腿坐于地垫上，身体保持直立，头、胸、腹、骨盆在一条直线上，肩部下沉，肩胛平行贴合在胸壁上，肋骨内收内旋下沉（见图1–26）。

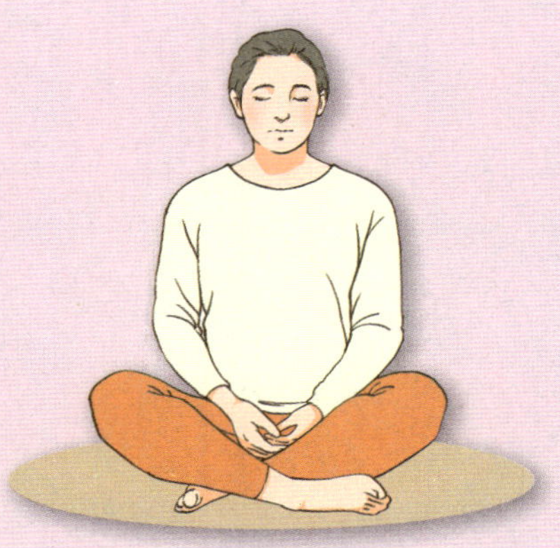

图1-26　坐位呼吸体式

（四）站立位

动作要领　双脚自然分开与髋同宽，自然站立，双手自然下垂，头、胸、腹、骨盆在一条直线上。肩部下沉，肩胛平行贴合在胸壁上，肋骨下沉（见图1-27）。

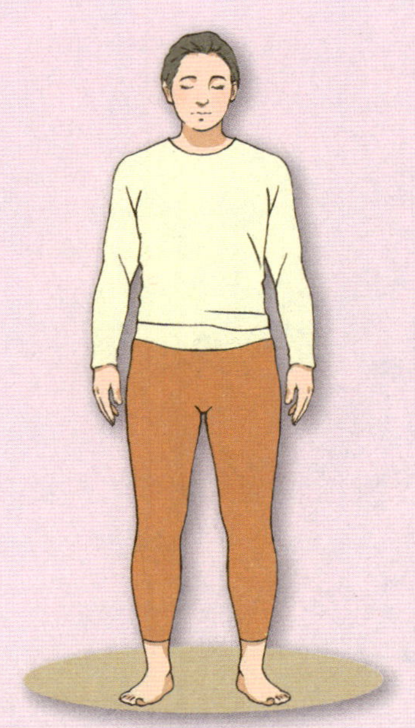

图1-27　站立位呼吸体式

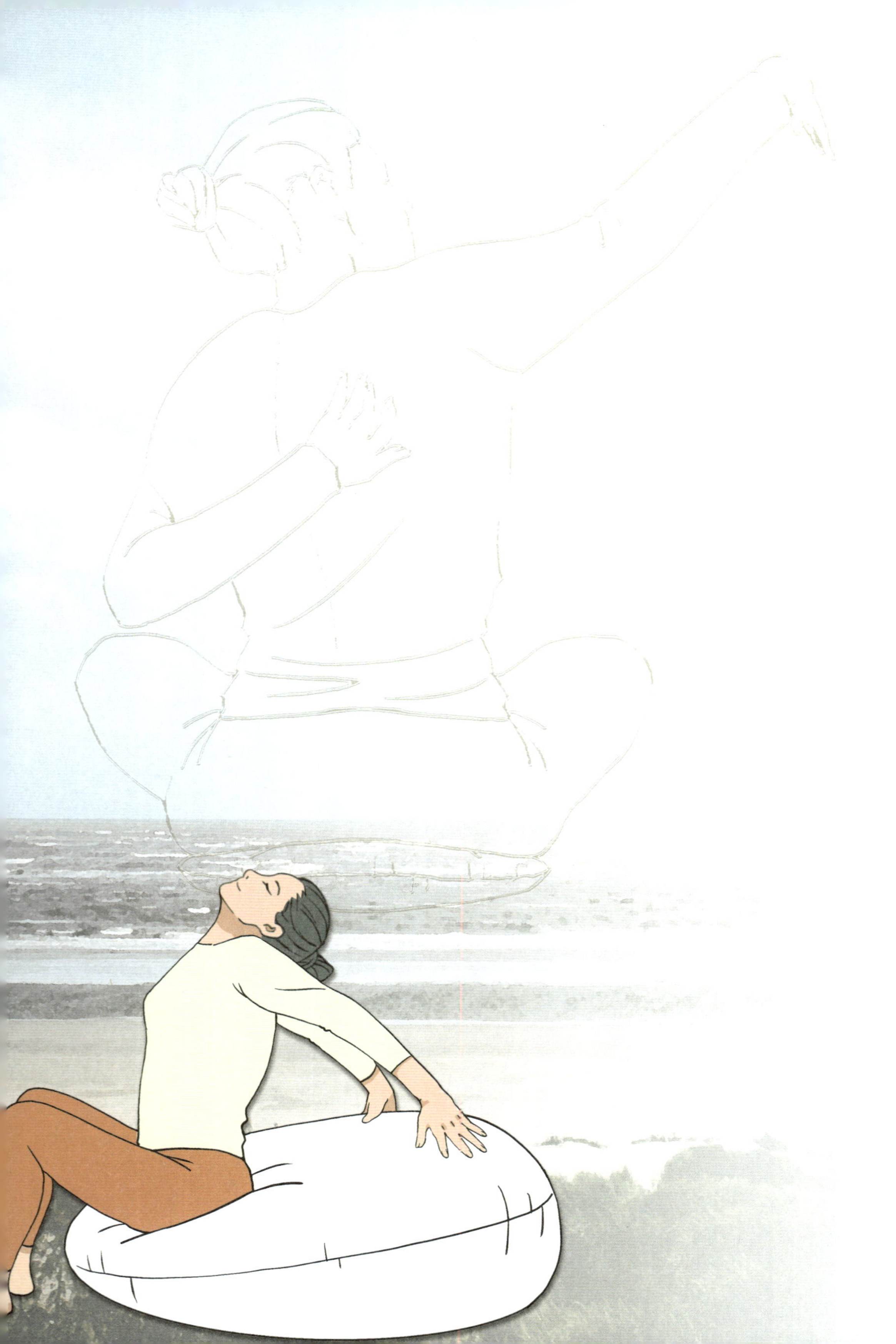

第二章

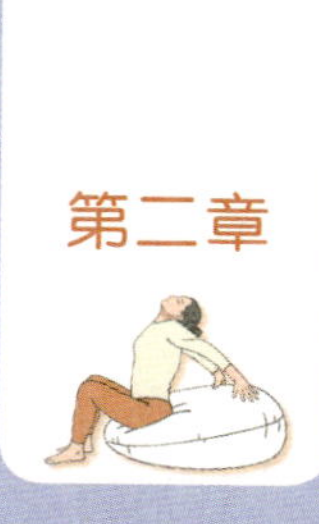

无张力呼吸训练

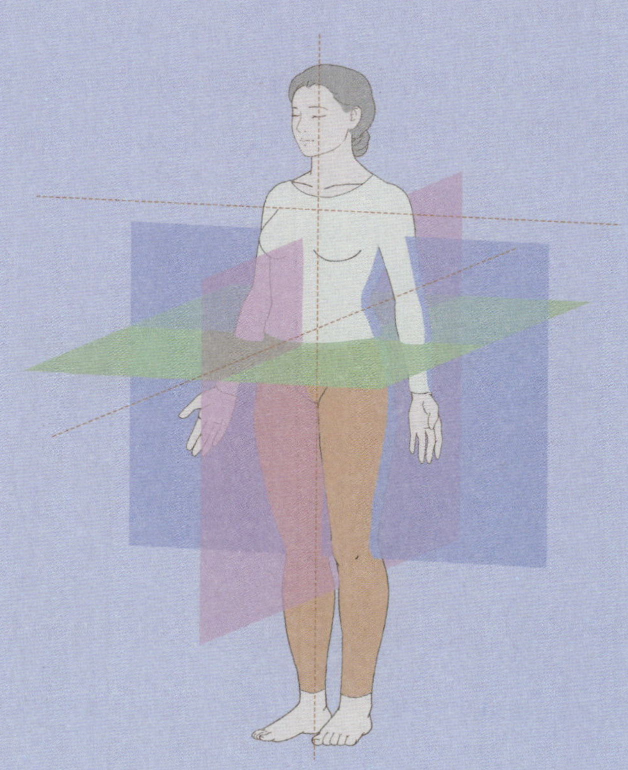

元宝妈妈：薇薇老师，我产后腹直肌分离，听说产后腹式呼吸训练好，我就去报了一个班，天天练习，练得好累，结果肚皮越练越硬，腹直肌分离都没有好转呢。

薇薇老师：产后腹式呼吸训练需要无张力腹式呼吸训练才能达到很好的恢复效果。

元宝妈妈：我不知道怎么练习呢。

薇薇老师：跟我们一起练习吧，我们可以训练无张力腹式呼吸，还可以训练无张力胸式呼吸、无张力胸腹联合呼吸，只训练一种呼吸方法对健康是不利的哦。

一、无张力腹式呼吸

无张力腹式呼吸，吸气路径：鼻腔—胸腔下段略扩张—膈肌下移—腹腔扩张—盆底肌下移舒张（见图2-1）。

无张力腹式呼吸，呼气路径：盆底肌上移回弹—盆腹腔回弹—膈肌上移回弹—胸腔回弹—气流经口排出（见图2-2）。

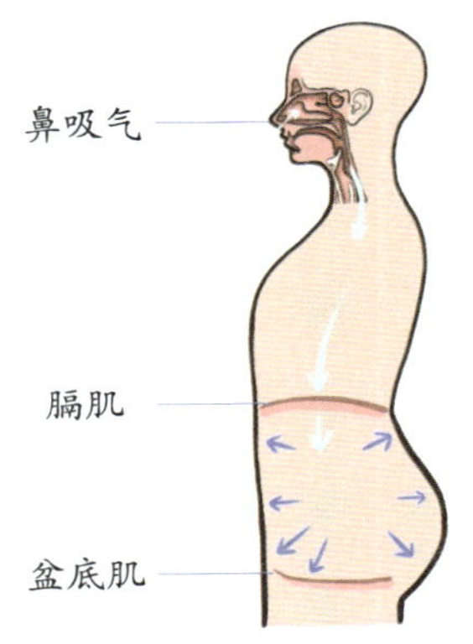

图2-1 无张力腹式呼吸（吸气路径）

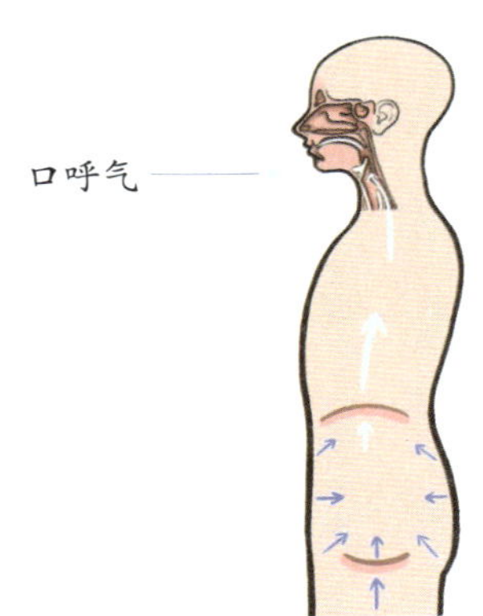

图2-2 无张力腹式呼吸（呼气路径）

无张力腹式呼吸训练手势：双手放置侧腰，虎口朝上置于肋骨下缘，拇指朝后，四指向前（见图2–3）。

无张力腹式呼吸训练，双手放于前侧胸腹交界处，感受无张力腹式呼吸时下位肋骨轻柔扩张的感觉（见图2–4）。

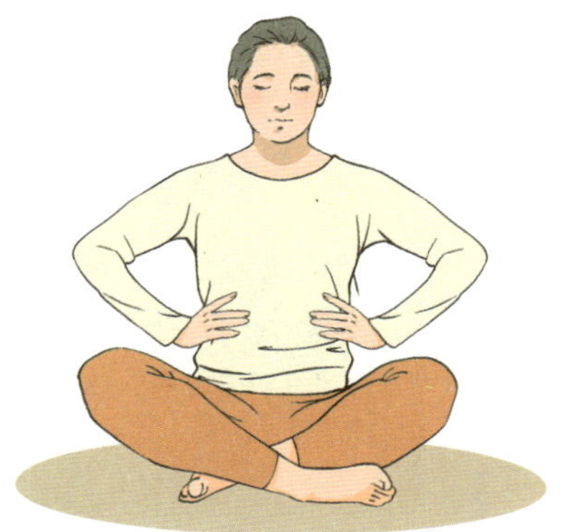
图2–3　无张力腹式呼吸训练手势

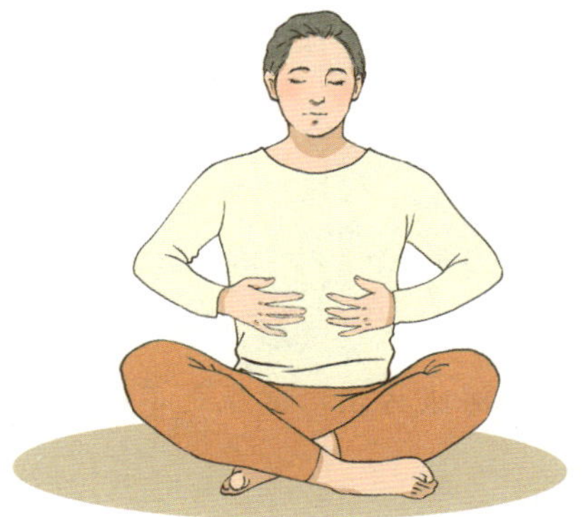
图2–4　无张力腹式呼吸训练

动作要领　可进行平卧位、坐位或站立位训练。从平卧位开始训练，训练熟练后可换至坐位，逐渐过渡到站立位。

吸气前相对固定胸廓，鼻孔轻吸气，让气流/压力流自然、柔和，成环状扩充整个腹腔及盆腔，感受吸气时腹腔、盆底膨隆，呼气时自然张开嘴巴，让气流自然流出，感受盆底回弹、腹腔回弹。

练习频次　10次呼吸为1组，做3～5组，每天1次或按需训练。

注意事项　呼吸后感觉全身放松，或者在练习中自然入睡属于正常现象。如果出现头晕、口周麻木、疼痛等不适感，则是吸气太过用力，吸气避免用力鼓起腹部，呼气避免用力收腹。

二、无张力胸式呼吸

动作要领　吸气前相对固定腹部，鼻孔轻吸气，让气流轻柔扩充整个胸腔，呼气时自然张开嘴巴，让气流自然流出，感受胸腔自然回弹（见图2–5）。

练习频次 10次呼吸为1组，做3～5组，每天1次或按需训练。

注意事项 呼吸时不能耸肩，开始时可用手检测肩部（见图2-6）。呼吸过程中不能憋气，头晕、口周麻木说明呼吸用力过度。

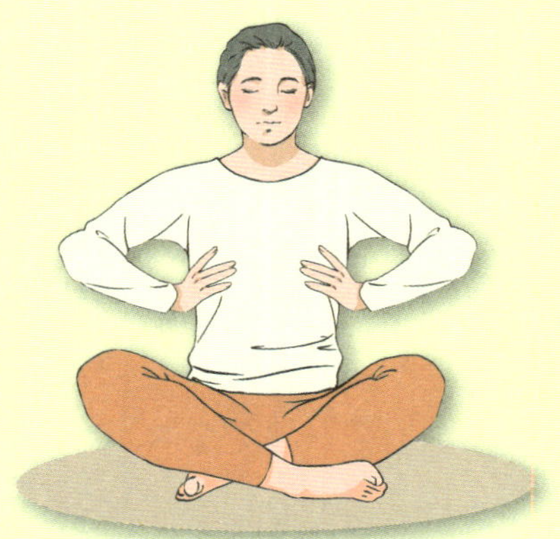

图2-5 无张力胸式呼吸训练

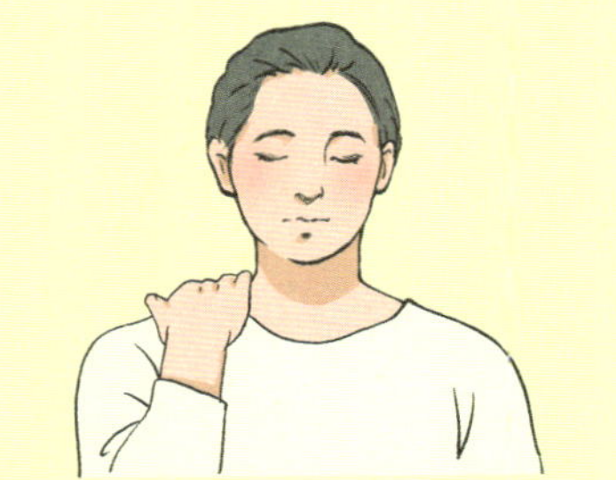

图2-6 单手感知无张力胸式呼吸训练时有无耸肩

三、无张力胸腹联合呼吸

动作要领 鼻孔轻吸气，让气流/压力流轻柔扩充整个胸腔、腹腔、盆腔，让身体呈柱状扩张，呼气时自然张开嘴巴，让气流自然流出（见图2-7）。

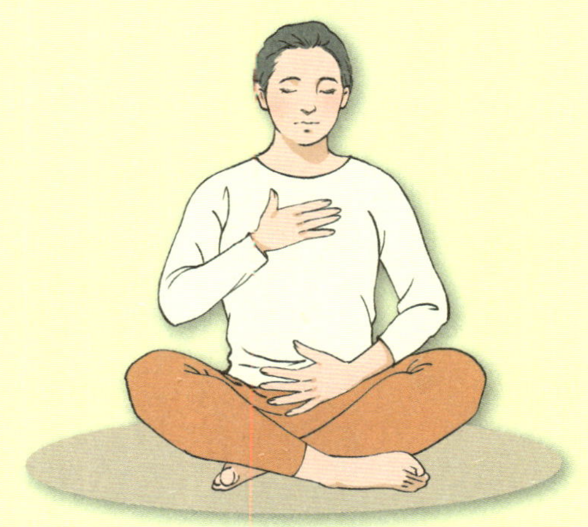

图2-7 无张力胸腹联合呼吸训练

练习频次 10次呼吸为1组，做3～5组，每天一次或按需训练。

专业知识小贴士

1．什么是无张力呼吸训练法?

答：无张力呼吸训练法是一种在自然呼吸法的基础上，通过吸气时使用鼻腔，呼气时自然张开双唇，进行张口呼气训练的方法。该方法强调不主动去用力吸气，呼气也是不自主地进行控制，自然吸气的时候需要吸气气流均匀扩充体腔，达到我们所需的物理治疗效果。

2．无张力呼吸训练有什么内容呢?

答：无张力呼吸训练涵盖无张力腹式呼吸训练、无张力胸式呼吸训练、无张力胸腹联合呼吸训练。

3．无张力呼吸训练法与书里面其他呼吸法有关系吗?

答：在无张力呼吸训练法的基础上衍生出鼻孔位置呼吸法，是以鼻孔内侧分区为气流位置导向的呼吸方法。又在鼻孔位置呼吸法的基础上，衍生出盆底呼吸训练法、膈肌呼吸训练法、身体链条呼吸训练法、半风箱呼吸训练法等呼吸方法。

4．无张力呼吸训练和我们平时训练的呼吸有什么不一样呢?

答：很多呼吸法强调用力吸气、用力呼气；发出各种“嘘”“嘶”声音，加强外核心力量的训练；强调中途憋气；过分强调吸呼比。我们可以通过长期的无张力呼吸训练，最终在轻柔自然的呼吸过程中逐渐实现深长呼吸。

无张力呼吸训练强调的是柔和、均匀，身体全方位的呼吸，不是单独向上耸肩的呼吸，或者前侧优势、后侧优势的呼吸，不局限于某一个位置，是均匀放松的呼吸方法，达到自然调整身体全方位功能的作用。

5. 呼吸肌包括哪些?

答：呼吸肌包括吸气肌和呼气肌，最重要的呼吸肌是膈肌，从臀部到头颈部的肌肉都是呼吸肌，盆底肌也是我们呼吸不可缺少的重要肌群。

6. 什么时候可以使用无张力呼吸训练呢?

答：任何情况下都可以进行无张力呼吸训练。

7. 使用无张力呼吸训练有什么好处?

答：我们可以从第一章基础部分看到呼吸的好处，无张力呼吸训练可以辅助治疗尿失禁、粪失禁、便秘等盆底功能障碍疾病，盆底肌相关的其他躯干功能障碍，内脏功能障碍，并协助治疗轻度焦虑抑郁情绪，调节自主神经，缓解疼痛，帮助代谢。

但是患者需要前往正规医院接受治疗，呼吸训练是辅助训练，不能只使用该训练方式进行治疗。

8. 每天需要训练多少次，每次多长时间呢?

答：每天1～2次，1次20分钟。

第三章

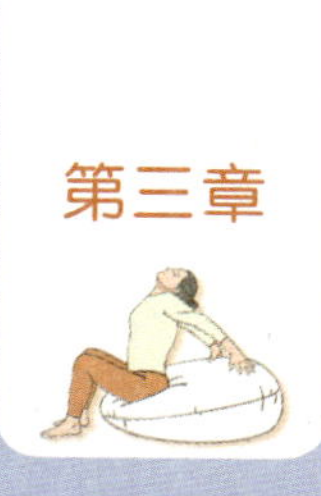

鼻孔位置呼吸训练

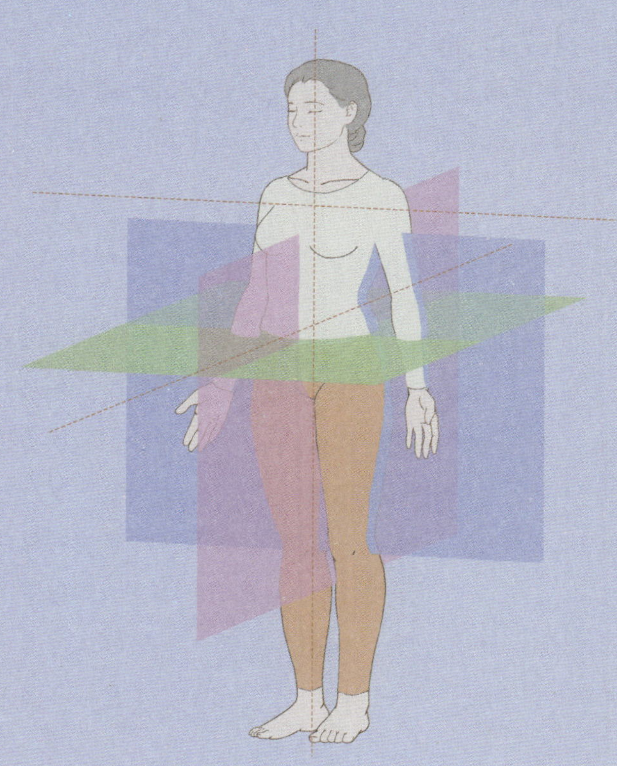

专业知识小贴士

定义：

鼻孔位置呼吸法是以鼻孔内侧分区为气流位置导向的呼吸法。

鼻孔根据呼吸功能分区可分为：前侧、外侧、内侧、后侧、中柱。具体部位见图3-1。

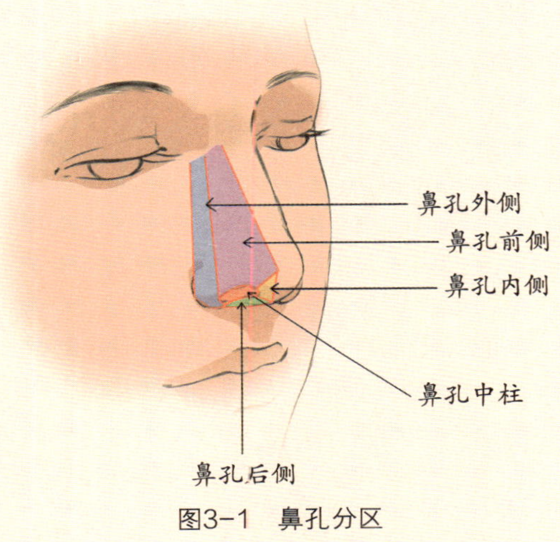

图3-1　鼻孔分区

原理：

◆我们身体的肌肉筋膜是内外前后上下延续的整体。呼吸的吸气流/压力流从进入鼻孔开始，就会扩张我们的鼻腔，然后呼吸道扩张—肺扩张—膈肌收缩下移—盆底扩张下移，吸气流/压力流实现从上到下的力学传导；同时因为呼吸气流的牵张作用，吸气从上到下调节内脏器官、肌肉筋膜组织，呼气从下到上调节内脏器官及肌肉筋膜组织（见图3-2）。同时神经、血管也伴行在肌肉筋膜当中，可以通过呼吸牵张作用于神经、血管等组织，帮助组织的营养代谢和身体的调控。

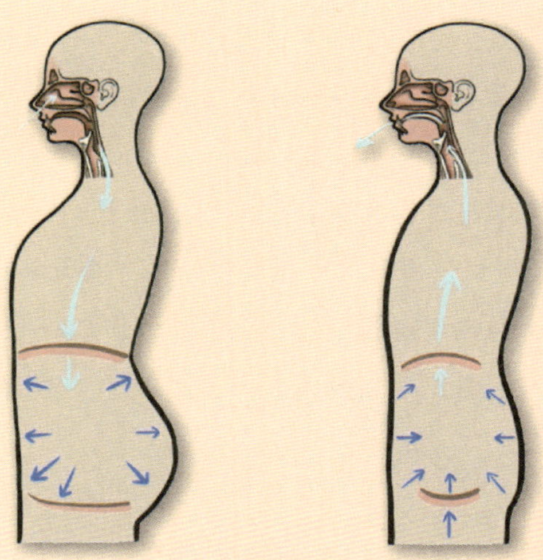

图3-2　呼吸气流方向

◆我们通过动态的功能性核磁共振成像对呼吸法进行检测，发现通过无张力呼吸法，呼吸气流从鼻孔不同部位到相应的优势肺叶，调节相应部位的脊柱、肋骨、膈肌运动，促进胸腔、腹腔、盆腔等对应部位舒张及回弹，从大量临床呼吸训练中观察到呼吸法可以辅助调节对应部位的腹-腰-盆底功能障碍。

◆鼻孔位置呼吸法和无张力呼吸训练是整个呼吸法的基础。

优点：

◆通过简单易学的鼻孔位置呼吸法，可以帮助松解/激活身体对应部位的组织。

◆促进呼吸更容易下沉到盆底，和我们经常谈到的气沉丹田，有一定的异曲同工之妙。

◆良好的呼吸可以促进组织舒张，解除肌筋膜的紧张挛缩状态，还可以调节中枢及外周神经功能和内分泌功能，促进内脏器官运动，促进血液循环，帮助组织的营养供给，放松大脑等。

总原则：根据目标部位使用对应的鼻孔位置呼吸法。

鼻孔位置呼吸法使用说明书：

◆作用于身体前侧和前侧的膈肌、内脏组织及相关筋膜组织时，使用鼻孔前侧呼吸法（见图3-3）。

◆作用于身体侧表面和侧面的膈肌、胸腔、腹腔、盆腔、内脏组织及相关筋膜组织使用鼻孔外侧呼吸法（见图3-4）。

◆作用于身体后侧表面和颈部后侧、脊柱、膈肌后侧、腰背部、盆底肌、内脏组织后侧及后侧筋膜组织时，使用鼻孔后侧呼吸法（见图3-5）。

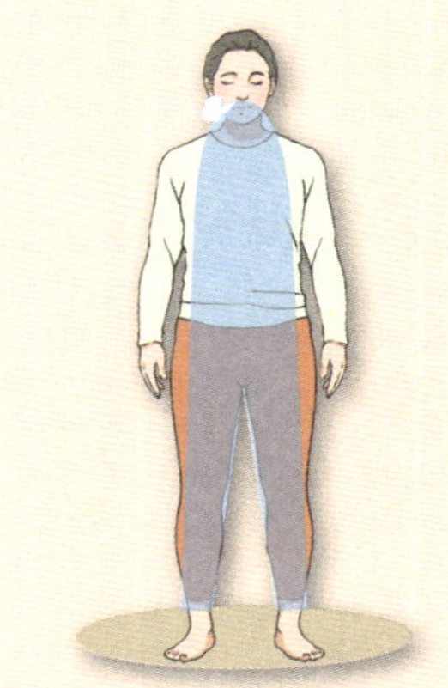

图3-3 鼻孔前侧呼吸法呼吸气流/压力流涉及范围

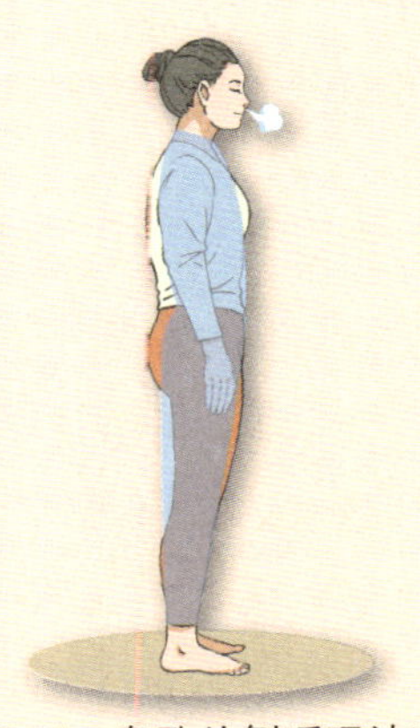

图3-4 鼻孔外侧呼吸法呼吸气流/压力流涉及范围

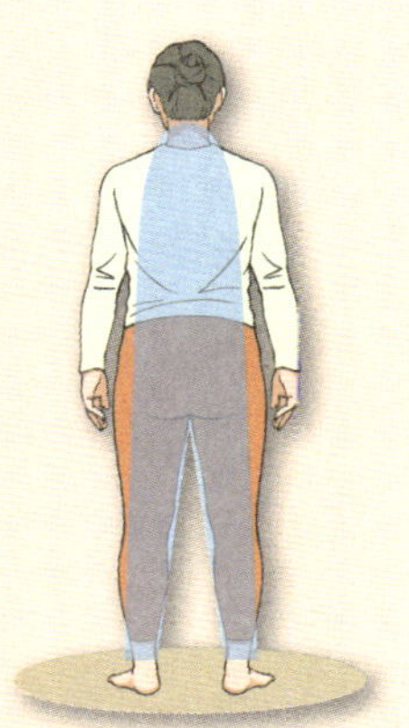

图3-5 鼻孔后侧呼吸法呼吸气流/压力流涉及范围

◆作用于纵膈筋膜、膈肌中心腱肌筋膜、腹腔-盆腔中心部位及相应内脏至会阴中心腱时，使用鼻孔内侧呼吸法。

◆作用于整个胸腔、腹腔、盆腔时，使用鼻孔中柱呼吸法。

◆作用于盆底时，使用以鼻孔后侧呼吸法，配合使用鼻孔侧面呼吸法。

适应证：肌筋膜疼痛综合征、同房疼痛、轻中度盆腔脏器脱垂、漏尿、便秘、产后腹肌损伤、腹直肌分离、腹部肥胖、腹部松弛、膈肌紧张、胃肠动力学障碍、体态异常等。

禁忌证：精神及认知障碍患者。

元宝妈妈：薇薇老师，我发现我的大腿外侧很僵硬，硬得像牛板筋一样，经常用滚轴去滚，还去健身房拉伸放松，但是没有几天又变得僵硬，怎么回事啊？

薇薇老师：亲爱的元宝妈妈，那是因为您的身体处于不平衡状态，身体整个侧面的肌肉可能都是紧张的，很多人还会伴随下肢活动异常，带来膝关节疼痛等问题。我们需要找到一个便捷的方式让它放松下来，达到身体的平衡。

元宝妈妈：我需要怎么做呢？

薇薇老师：我们需要调整呼吸压力流到侧面的胸廓、膈肌、侧腰、侧臀及以下的组织，去帮助这些部位舒张。

元宝妈妈：那怎么才能让我的呼吸到我身体的侧面呢？

薇薇妈妈：那由我来带您进入简单又神奇的鼻孔位置呼吸法吧！准备动作：平卧位自然呼吸，寻找鼻孔前侧、外侧、后侧、内侧、中柱吸气流的感觉，感受鼻孔的呼吸位置是否达到相应的躯体部位，掌握鼻孔的呼吸位置知觉，感受吸气气流的位置有凉风滑过的感觉。

一、鼻孔前侧呼吸法

动作要领 同侧食指轻触鼻翼前侧（见图3-6），对侧手掌轻触胸腔/腹腔前侧，感受呼吸气流/压力流经过身体前侧的感觉（见图3-7）。轻吸气的气流经鼻翼前侧内部（见图3-8）—前侧喉部—前侧胸腔—前侧膈肌，至膈肌后压力流经前腹—前侧盆腔—下肢前侧，呼气时微张开嘴唇自然呼气，身体自然回弹。双侧交换训练，熟练后可进行双侧训练。

练习频次 1组10～20次呼吸或按需训练。

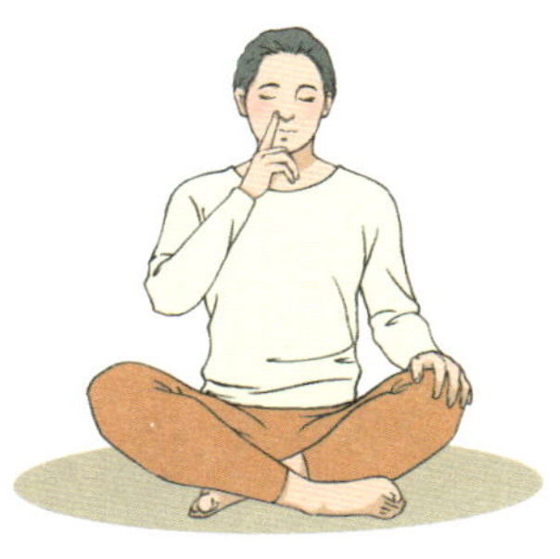
图3-6
鼻孔前侧呼吸法指法引导图

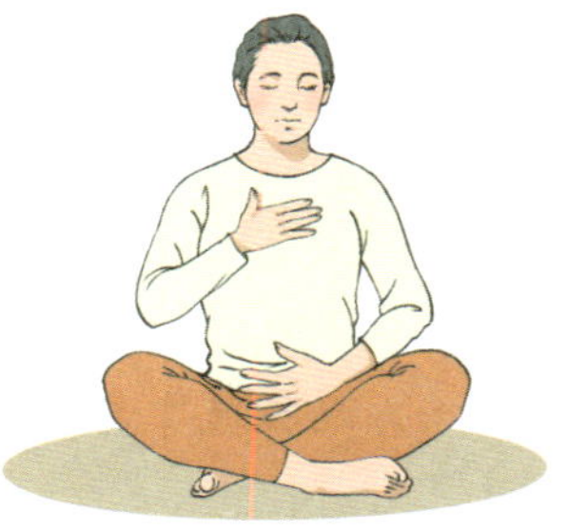
图3-7
鼻孔前侧呼吸法触摸引导手势

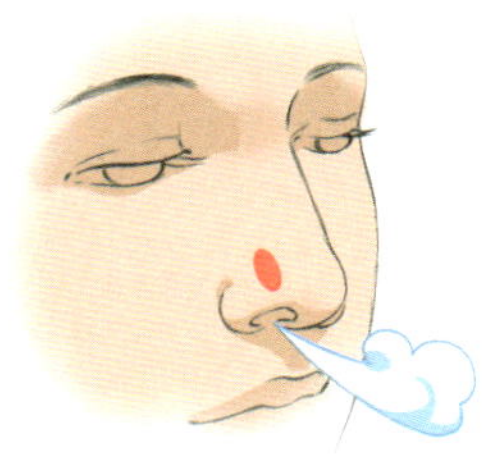
图3-8
气流进入位置

二、鼻孔外侧呼吸法

动作要领 同侧食指轻触鼻翼外侧（见图3-9），对侧手轻触同侧侧腰，感受呼吸气流/压力流过经身体外侧的感觉（见图3-10）。吸气气流经鼻翼外侧内缘（见图3-11）—外侧喉部—外侧胸腔—外侧膈肌，至膈肌后压力流经侧腰部—盆底外侧—髋部外侧—腿部外侧，呼气时微张开嘴唇自然呼气，身体自然回弹。呼吸后可触及身体侧面放松，双侧交换训练，熟练后可进行双侧训练。

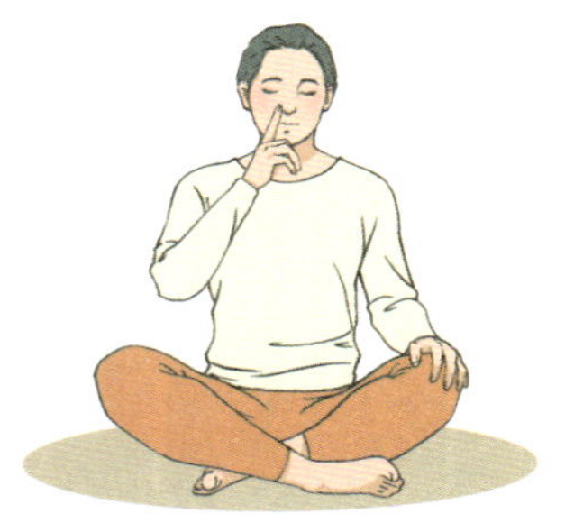
图3-9
鼻孔外侧呼吸法指法引导图

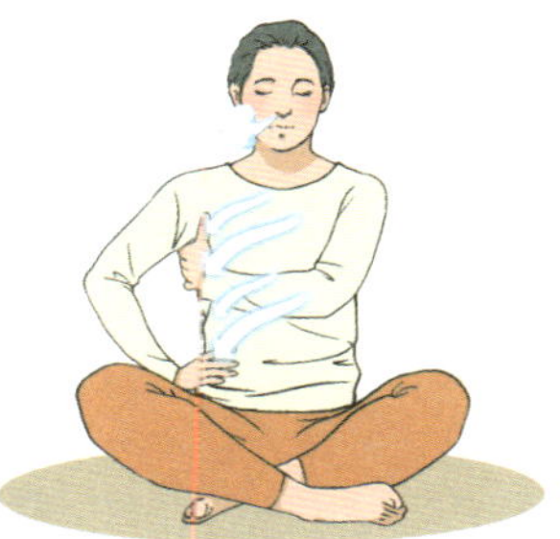
图3-10
鼻孔外侧呼吸法触摸引导手势

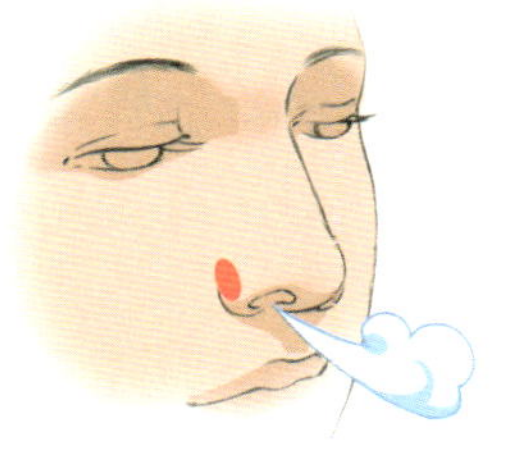
图3-11
气流进入位置图

练习频次 1组10～20次呼吸或按需训练。

三、鼻孔后侧呼吸法

动作要领 一侧手指轻触对侧鼻孔后下缘（见图3-12），对侧手掌打开轻触同侧后腰部，感受呼吸气流/压力流经过身体后侧的感觉（见图3-13）。吸气气流经后侧鼻孔（见图3-14）—咽喉后壁—胸腔后侧—膈肌后侧，至膈肌后压力流经后腰部—后侧骶尾、盆底、臀肌—大小腿后侧—后足跟。吸气时骶尾骨后移，臀部后侧及盆底舒张，呼气时自然张开嘴唇呼气，身体自然回弹。呼吸后可触及身体后侧放松，双侧交换训练，熟练后可进行双侧训练。

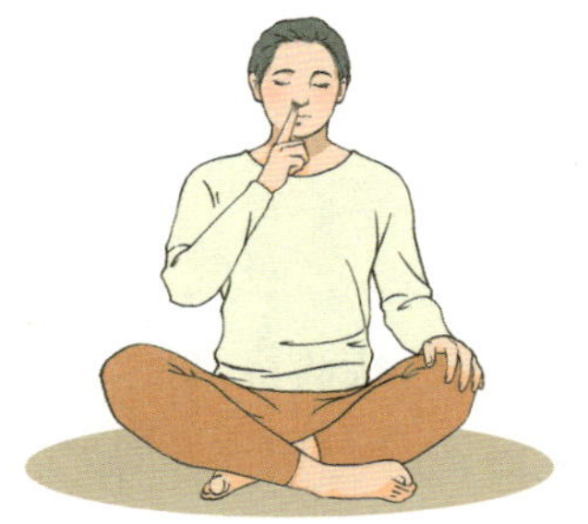
图3-12
鼻孔后侧呼吸法指法引导图

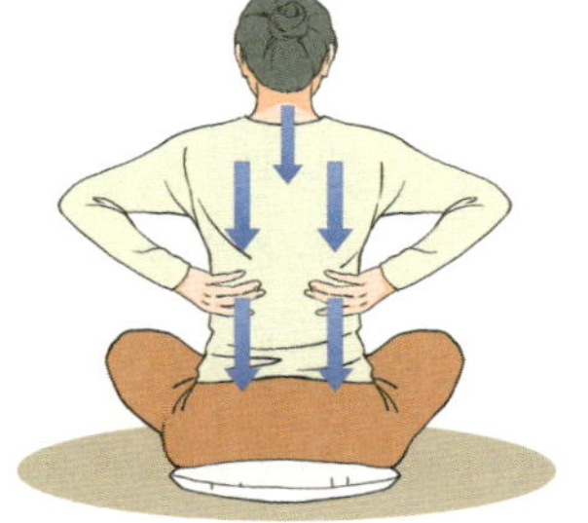
图3-13
鼻孔后侧呼吸法触摸引导手势

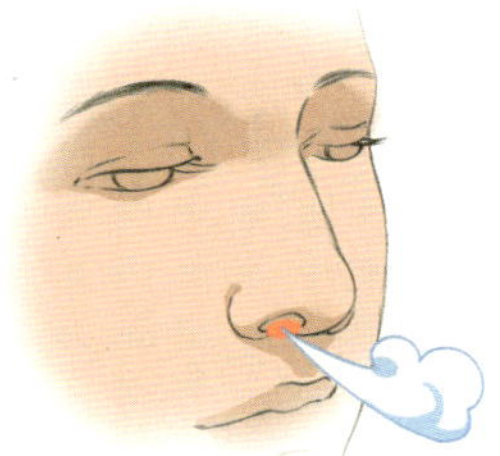
图3-14
气流进入位置图

练习频次 1组10～20次呼吸或按需训练。

四、鼻孔内侧呼吸法

动作要领 一侧手指轻触鼻孔内侧缘（见图3-15），对侧手掌轻触胸腹交接位置，感受呼吸压力流经过身体中心的感觉（见图3-16）。吸气气流经鼻孔内侧（见图3-17）—双肺中间部位—膈肌中间部位—腹腔中间内脏器官—盆底中间部位（肛门和阴道中间部位）—下肢内侧，呼气时微张开嘴唇自然呼气，身体自然回弹。

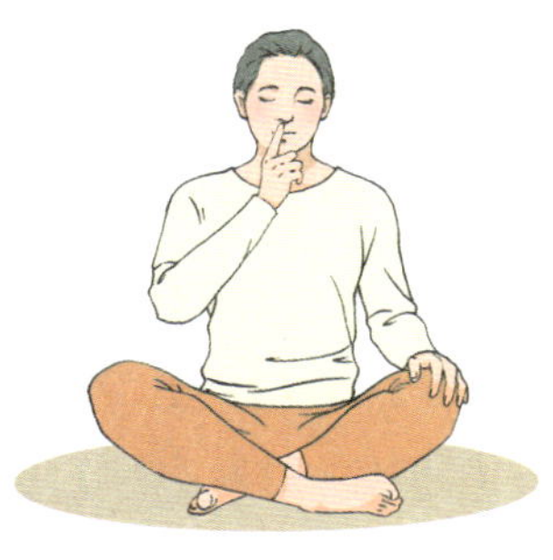
图3-15
鼻孔内侧呼吸法指法引导图

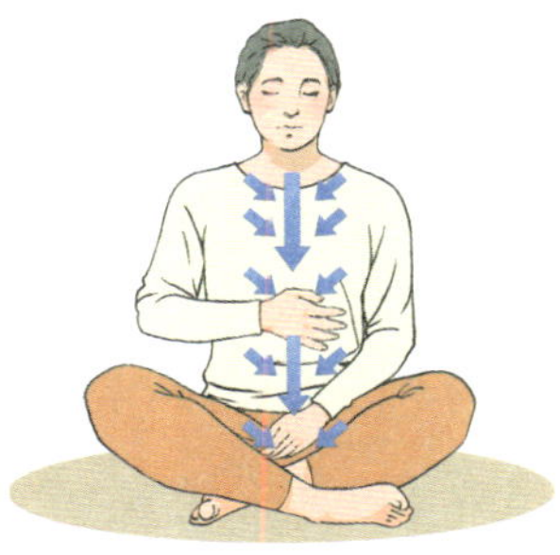
图3-16
鼻孔内侧呼吸法触摸引导手势

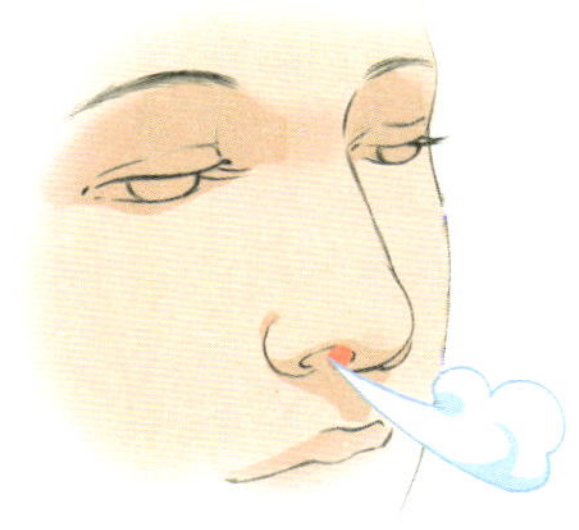
图3-17
气流进入位置图

练习频次 1组10～20次呼吸或按需训练。

五、鼻孔中柱呼吸法

动作要领 一侧手指轻触鼻孔后整体放开（见图3-18），吸气气流从整个鼻孔内部进入呼吸道，感受吸气时躯干整体扩张，吸气气流经鼻腔（见图3-19）—胸腔—膈肌—腹腔—盆腔整体扩张（见图3-20），呼气共同回弹。

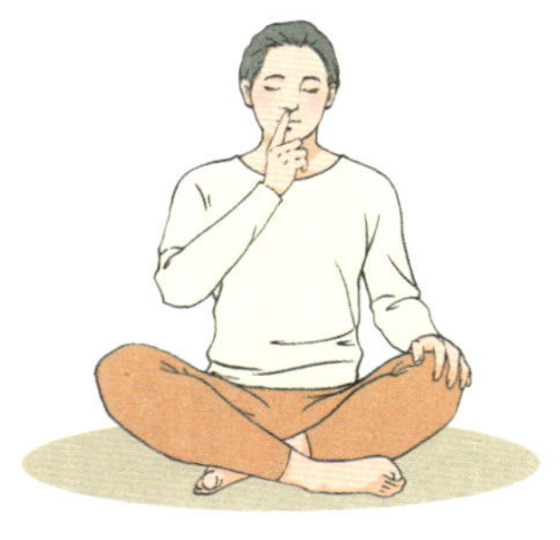
图3-18
鼻孔中柱呼吸法指法引导图

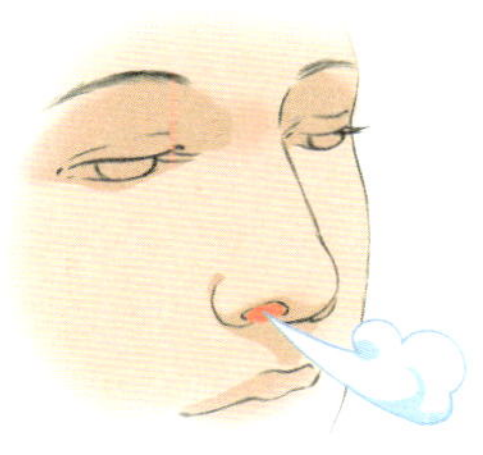
图3-19
气流进入位置图

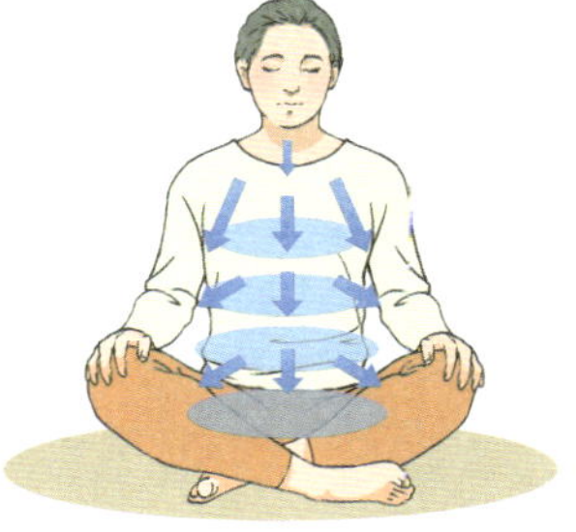
图3-20
鼻孔中柱呼吸法

练习频次 1组10～20次呼吸或按需训练。

小提示：需要长期坚持训练才能维持身体的平衡，一次训练不会有立竿见影的效果。

第四章

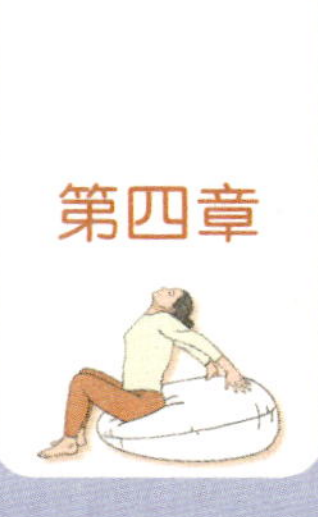

盆底呼吸训练

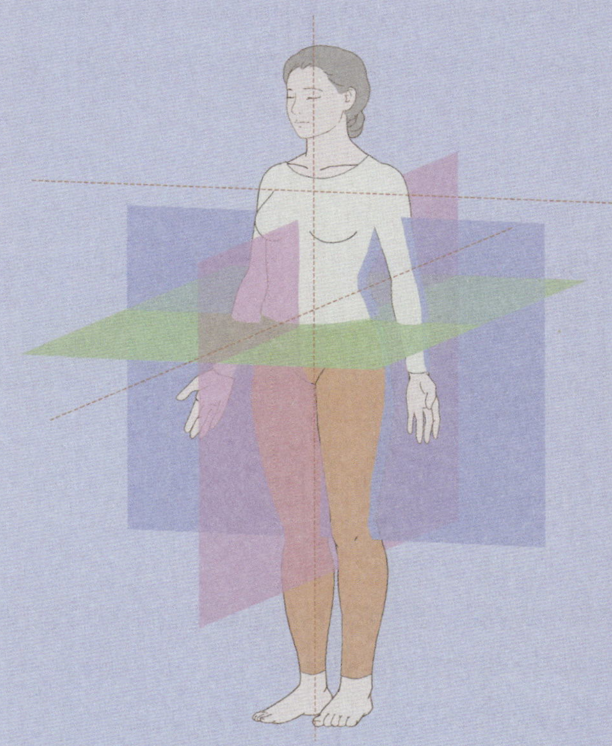

元宝妈妈：薇薇老师，我产后开始咳嗽漏尿，医生让我做凯格尔训练练习盆底肌，但是我找不到盆底肌在哪里，也不知道怎么收缩，我该怎么办呢？

薇薇老师：我们孕前既不清楚盆底肌的位置，也不清楚盆底肌如何收缩。孕期盆底经历了胎儿增大的挤压，体态改变腹压增加，对盆底的压力增加，加剧了盆底的运动觉和位置觉下降，所以我们不知道盆底在哪里，更别提该怎么收缩了。

元宝妈妈：我需要怎么做呢？

薇薇老师：我们在进行常规康复治疗前、治疗时、治疗后，可以进行盆底相关呼吸训练。

元宝妈妈：为什么呼吸可以帮助感受盆底的位置，同时帮助盆底肌的运动呢？

薇薇老师：因为吸气时盆底肌会舒张，呼气时会回弹，可以帮助我们恢复对盆底肌扩张和回弹的感觉，准确找到盆底肌。同时帮助恢复盆底肌弹性，恢复大脑对盆底组织的控制能力，提高盆底肌力。让我们一起感受呼吸之力的神奇吧！

训练原则：先仰卧位训练，后坐位训练，逐渐过渡到站立位训练，站立位完全能协调训练后，可以配合多维核心呼吸治疗技术进行核心训练。

一、卧位盆底呼吸训练

（一）卧位整体盆底呼吸训练

动作要领

（1）平卧位屈曲双腿（见图4-1）/平卧屈髋屈膝90°（见图4-2），双手自然放置于身体两侧，做无张力胸腹联合呼吸，开始感受胸腔向四周扩张，反复训练帮助恢复胸腔弹性及灵活性。

（2）胸腔弹性恢复后，感受吸气时膈肌向下，呼气时膈肌回弹，反复训练以调整膈肌的弹性及灵活性。

（3）膈肌灵活后，感受呼吸时内脏器官的运动。内脏器官随着吸气经胸部—腹部—盆底，呼气经盆底—腹部—胸部的运动过程。

（4）以上步骤均掌握后，感受吸气时膈肌下移，盆底肌扩张；呼气时盆底—膈肌回弹，不断感受膈肌与盆底来回往复的协调运动及相互牵拉释放感觉。

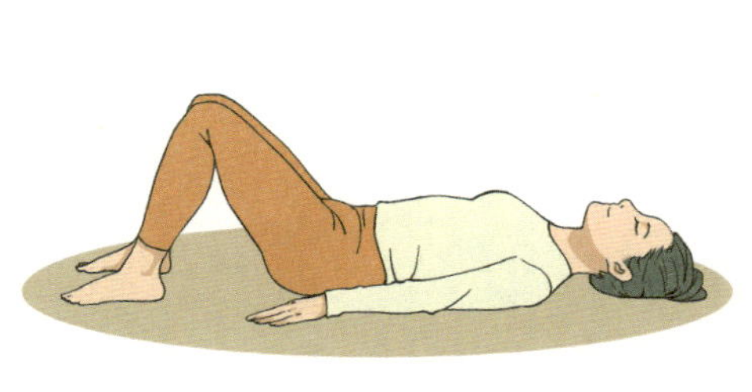

图4-1　死虫卧位盆底呼吸训练

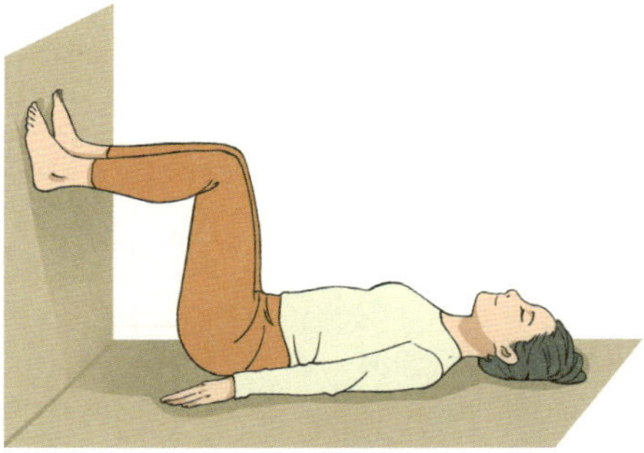

图4-2　90-90卧位盆底呼吸训练

练习频次　每个步骤10次呼吸为1组，1次共训练40次呼吸，每天1～2次或按需训练。

（二）卧位单侧盆底呼吸训练

动作要领　单侧腿屈髋屈膝90～110°，屈曲腿自然放置悬空（见图4-3）；或者做单侧腿屈曲90-90体式（见图4-2），另一侧腿伸直放松，

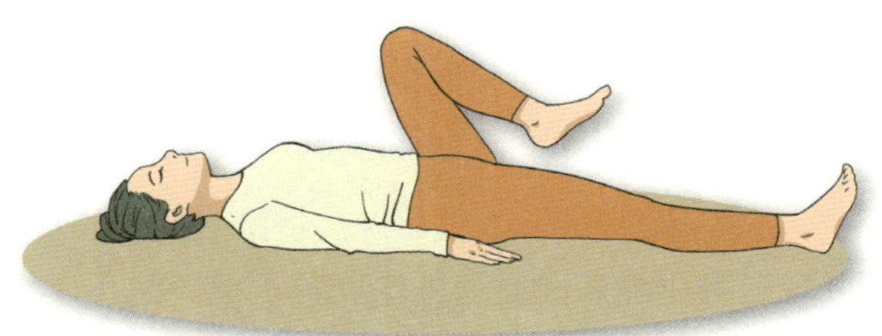

图4-3　卧位单侧盆底呼吸训练

大小腿保持中立位，吸气感受屈曲侧盆底舒张，呼气回弹，双侧交替训练。

练习频次 10次呼吸为1组，做3～5组，每天1次或按需训练。

（三）卧位盆底呼吸整体拉伸呼吸法

动作要领

（1）卧位放松，头放平，双脚掌心相对，双手臂略远离身体，调整好肩胛的位置，肩胛轻贴胸壁，做无张力胸腹联合呼吸（见图4-4）。

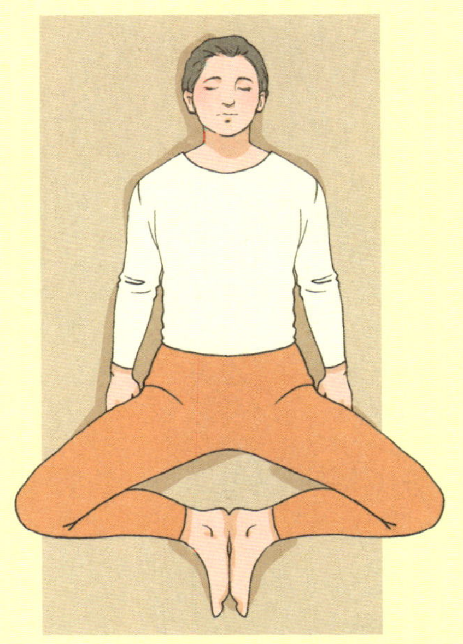

图4-4　盆底呼吸整体拉伸呼吸法

（2）吸气气流/压力流经胸廓——腹腔——盆腔渐进扩张，呼气时先微收缩盆底，类似轻夹小便的感觉，然后膈肌自然上移，双侧肋骨自然内收下沉，腹部随着盆底和膈肌拉伸回缩，逐渐实现头、胸、腹、盆底至同一条直线上。

（3）实现呼吸过程中盆底和膈肌的牵拉与调整，进而实现头、颈、肩、胸腔、腰部、盆底及内脏组织的不断自我牵拉与调整，起到调整体态和身体平衡的整体作用。

练习频次 10次呼吸为1组，做3～5组，每天1次或按需训练。

二、坐位盆底呼吸训练

动作要领 坐位调整双侧大腿与地面平行，双侧小腿垂直于地面（见图4-5），重复进行卧位盆底呼吸训练的4个步骤。

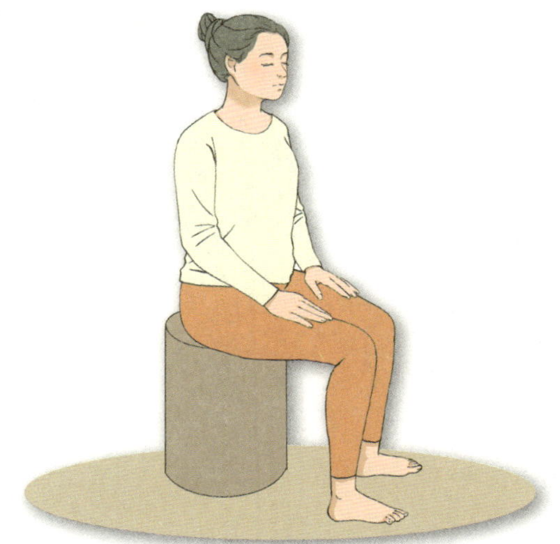

图4-5 坐位盆底呼吸训练

练习频次 每个步骤10次呼吸为1组，1次共训练40次呼吸，每天1～2次或按需训练。

三、站立位盆底呼吸训练

（一）站立位整体盆底呼吸训练

动作要领 站立位基础体位，做无张力腹式呼吸，感受吸气时双侧盆底扩张，呼气时盆底回弹（见图4-6），如果整体盆底感知下降或者单侧盆底感知下降，选择进行单侧的盆底呼吸训练（见图4-7）后再做站立位整体盆底呼吸训练。

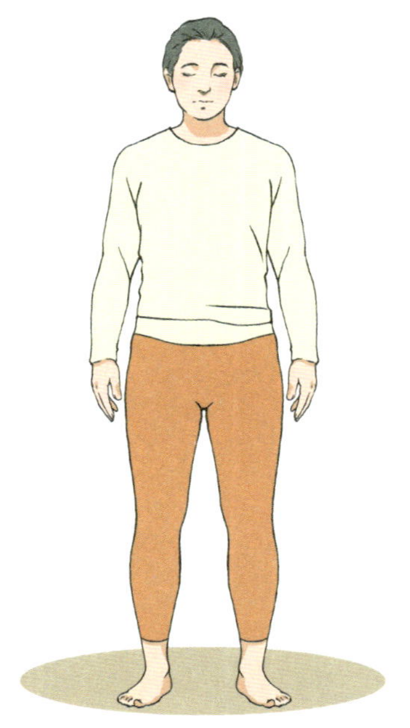
图4-6　站立位整体盆底呼吸训练

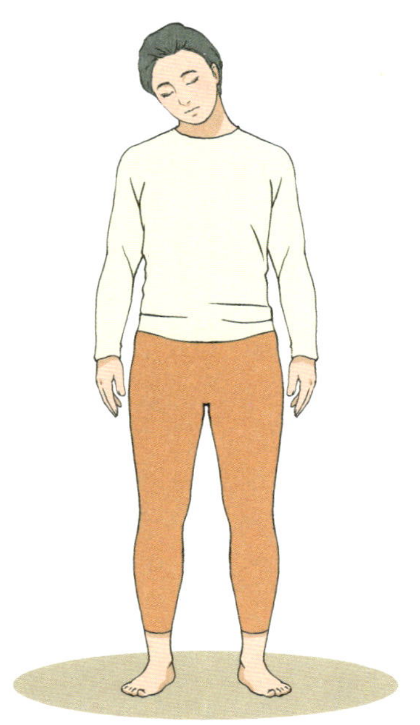
图4-7　站立位单侧盆底呼吸训练

练习频次　10次呼吸为1组，做3～5组，每天1次或按需训练。

（二）站立位单侧盆底呼吸训练

动作要领　站立位基础体位，自然屈曲头部至训练侧，做无张力腹式呼吸，感受单侧盆底随着呼吸的扩张与回弹。交替训练或者按需训练。

练习频次　10次呼吸为1组，做3～5组，每天1次或按需训练。

专业知识小贴士

1．女性盆底的构成?

答：盆底的肌肉、筋膜承托和包绕前面的膀胱和尿道、中间的子宫阴道、后面的直肠和肛管，共同构成盆底。

2．盆底出现问题会有什么表现呢?

答：盆底高张力、阴道松弛、会阴体下降、盆底肌肌力差、盆腔疼痛综合征、压力性尿失禁、便秘、粪失禁等。

3．盆底呼吸训练法可以用于哪些盆底问题呢?

答：凡是盆底出现问题都可以使用。

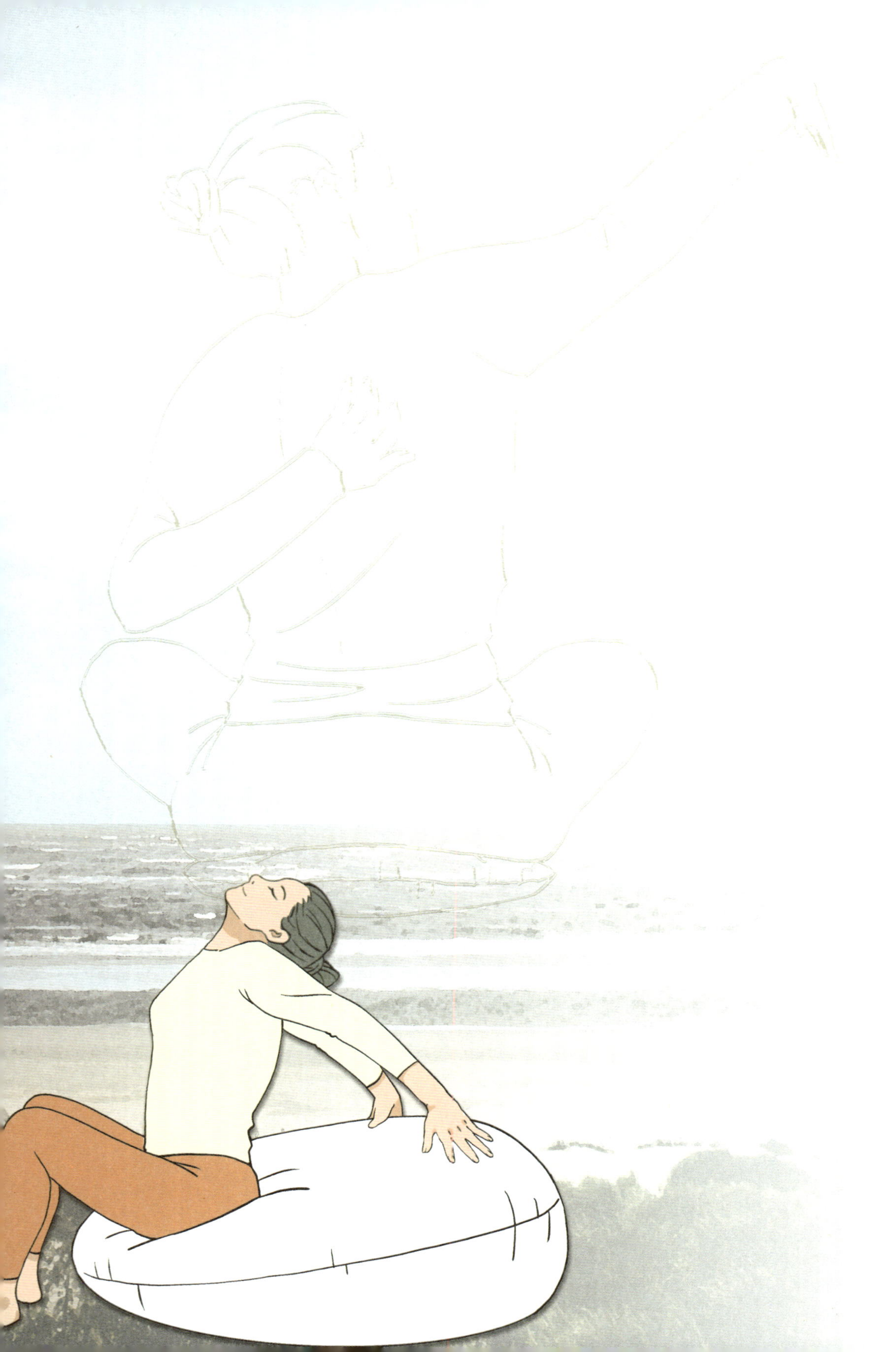

第五章

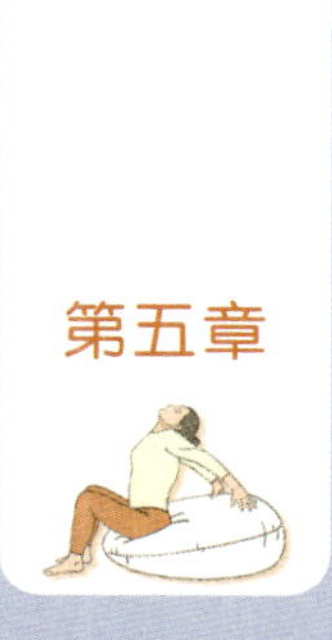

膈肌呼吸训练

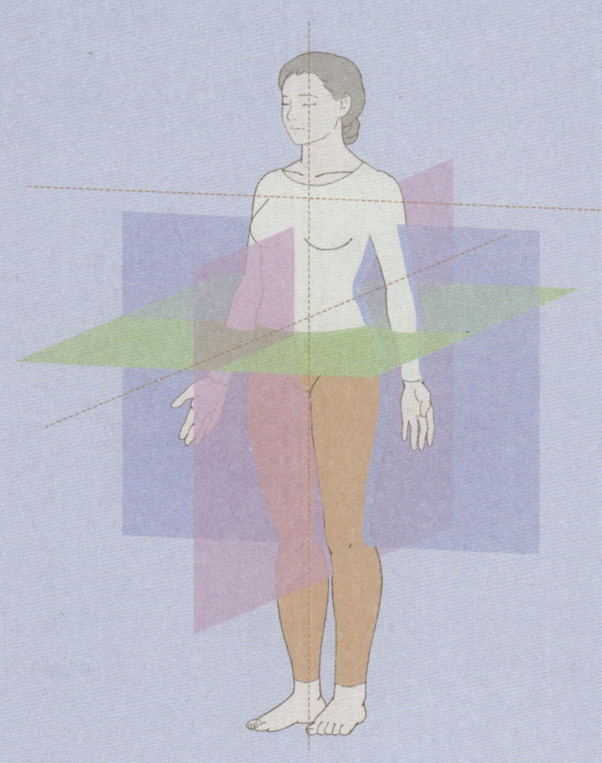

元宝妈妈：薇薇老师，我产后肋骨老是向前突出，胃也经常不舒服，感觉消化不良，去医院检查又没有什么问题，只是给我开了增加胃肠动力的药，吃了有效不吃又开始不舒服，这是什么情况呢？

薇薇老师：肋骨突出会导致肋弓深部的前侧膈肌（见图5-1）使用过多，后侧的膈肌偷懒，同时会导致膈肌下面的内脏蠕动异常，出现胃肠道的问题，比如功能性消化不良，也会导致体型体态的异常，脊柱生理弧度的变化，表现为躺不平、腰痛或其他症状，所以肋骨前突的问题是需要积极处理的。

元宝妈妈：我能怎么做呢？

薇薇老师：我们可以通过呼吸调节膈肌的运动，改善膈肌弹性与功能，同时也帮助内脏更好地运动，进而调节体态的平衡。让我们一起感受神奇的呼吸之力吧！

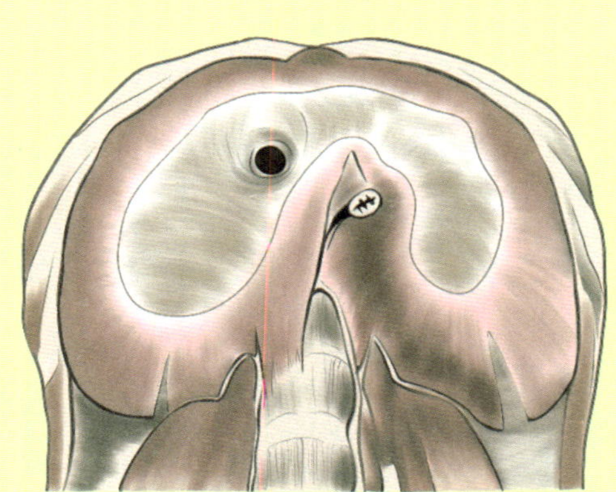

图5-1　膈肌

训练要领总则：双手轻触肋骨下缘，做无张力腹式呼吸，利用鼻孔位置呼吸法，按需松解位置训练膈肌的具体部位，同时可以配合身体轻微前屈、后伸、侧屈。

一、基础膈肌呼吸训练

（一）前侧膈肌呼吸训练

动作要领 取标准坐位，双手轻触前侧肋骨下缘，做无张力腹式呼吸，侧重鼻孔前侧吸气，松解前侧膈肌，感受前侧膈肌吸气打开膨隆，呼气回弹（见图5-2）。

练习频次 10次呼吸为1组，做3～5组，每天1次或按需训练。

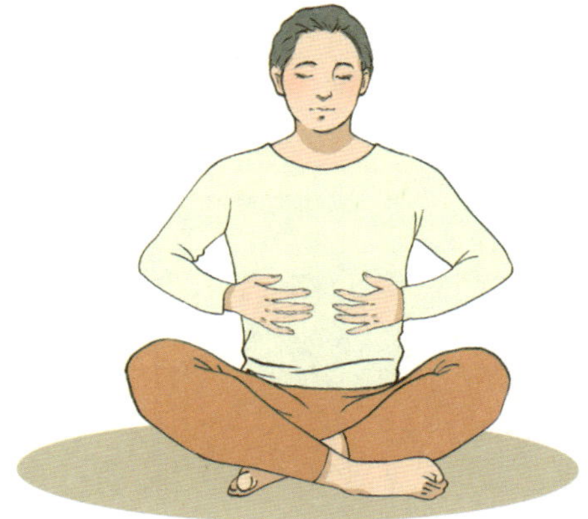

图5-2 前侧膈肌呼吸法

（二）侧面膈肌呼吸训练

动作要领 取标准坐位，双手/单侧手轻触侧面肋骨下缘，做无张力腹式呼吸，侧重鼻孔侧面/单侧吸气，松解双侧/单侧膈肌，感受双侧/单侧膈肌吸气打开膨隆，呼气回弹（见图5-3）。

练习频次 10次呼吸为1组，做3～5组，每天1次或按需训练。

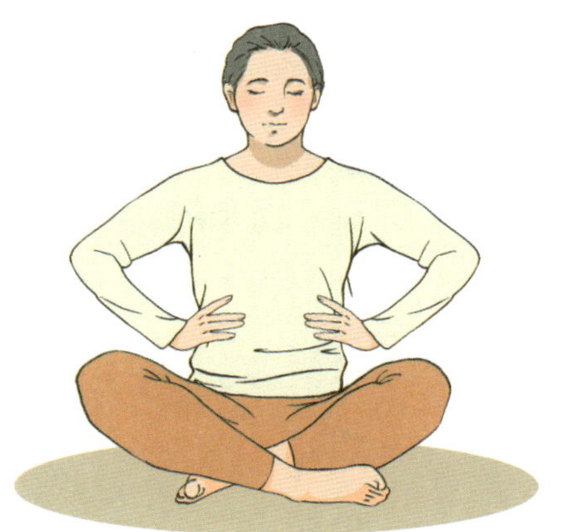

图5-3 侧面膈肌呼吸法

（三）后侧膈肌呼吸训练

动作要领 取标准坐位，双手/单侧手轻触侧面肋骨下缘，做无张力腹式呼吸，侧重鼻孔后侧面/单后侧吸气，松解双后侧/单后侧膈肌，感受双后侧/单后侧膈肌吸气时打开膨隆，呼气时回弹（见图5-4）。

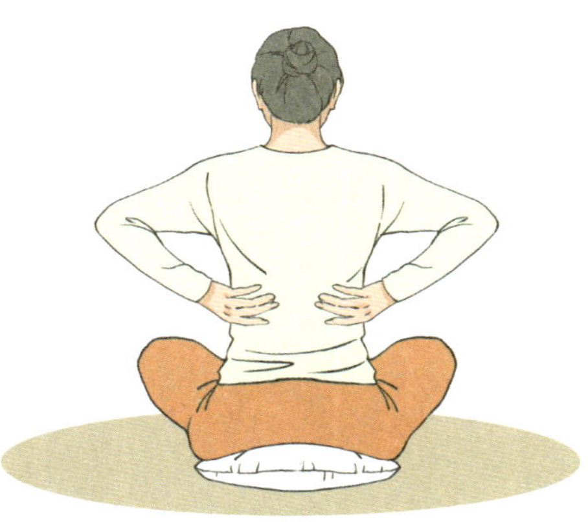
图5-4 后侧膈肌呼吸法

练习频次 10次呼吸为1组，做3～5组，每天1次或按需训练。

（四）进阶膈肌呼吸训练

动作要领 取标准坐位，双手打开，指尖轻触地面，前侧胸壁上抬，头略后仰，做无张力腹式呼吸，侧重鼻孔前侧吸气，松解前侧膈肌，感受前侧膈肌吸气打开膨隆，呼气回弹（见图5-5）。

练习频次 10次呼吸为1组，做3～5组，每天1次或按需训练。

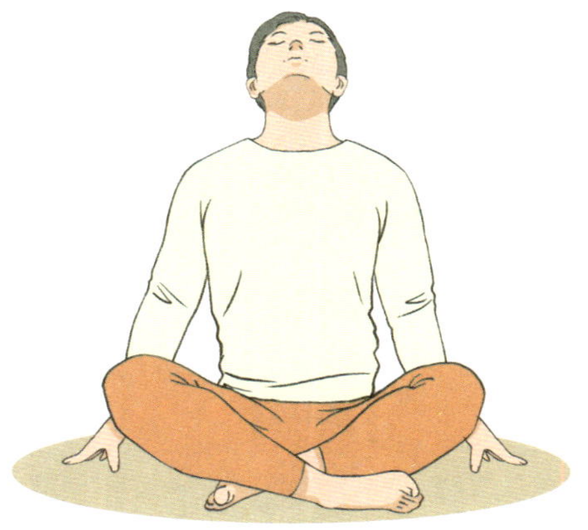
图5-5 进阶前侧膈肌呼吸法

（五）进阶侧面膈肌呼吸训练

动作要领 取标准坐位，身体略侧屈，屈侧手轻触地面，做无张力腹式呼吸，侧重凸侧鼻孔吸气，松解凸侧膈肌，感受凸侧膈肌吸气打开膨隆，呼气回弹（见图5-6）。

练习频次 10次呼吸为1组，做3～5组，每天1次或按需训练。

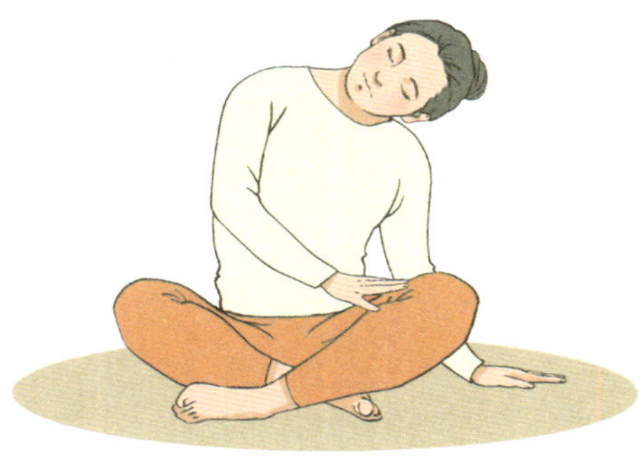
图5-6 进阶侧面膈肌呼吸法

（六）进阶后侧膈肌呼吸训练

动作要领 取标准坐位，略弓背，头轻下垂，双手自然置于双膝，做无张力腹式呼吸，鼻孔后侧面吸气，松解双后侧膈肌，感受双后侧膈肌吸气打开膨隆，呼气回弹（见图5-7）。

练习频次 10次呼吸为1组，做3～5组，每天1次或按需训练。

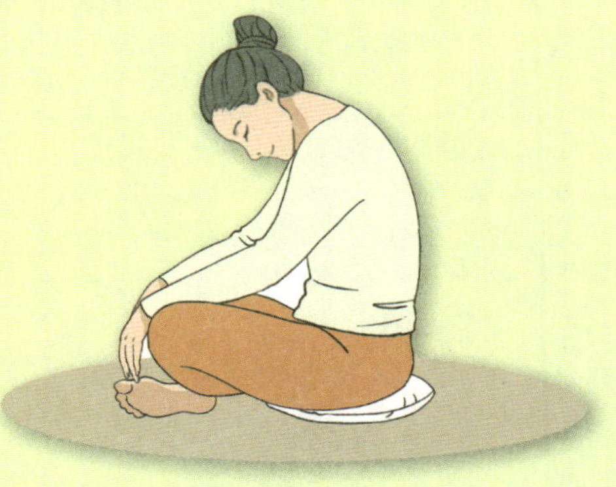

图5-7 进阶后侧膈肌呼吸法

二、胸肋关节呼吸训练法

动作要领 取标准坐位，中指指腹轻触胸腔前侧中上段一垂直方向的扁骨即胸骨和肋骨交界的位置，从上到下逐步引导呼吸至胸肋关节，用无张力胸式呼吸，侧重前侧鼻孔吸气（见图5-8）。

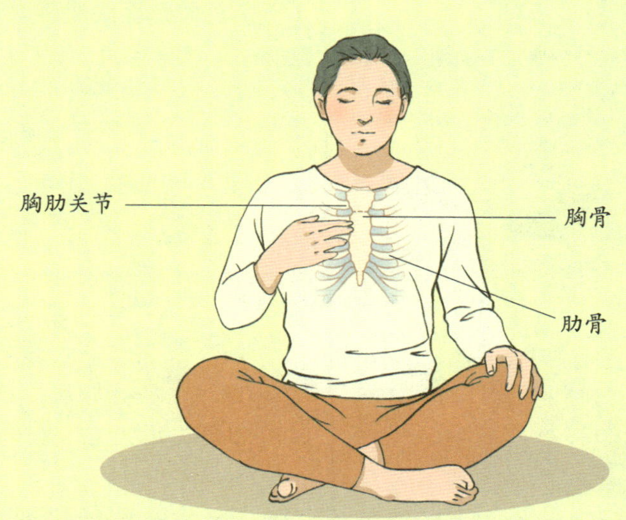

图5-8 胸肋关节呼吸训练法

练习频次 每个关节重复3次呼吸，如果该关节处有疼痛或者僵紧，可以适当增加呼吸次数，按需重复呼吸次数。10次呼吸为1组，做3～5组，每天1次或按需训练。

三、肋横突关节呼吸训练法

（一）肋横突关节基础呼吸训练

肋横突关节呼吸法步骤见图5-9～图5-13。

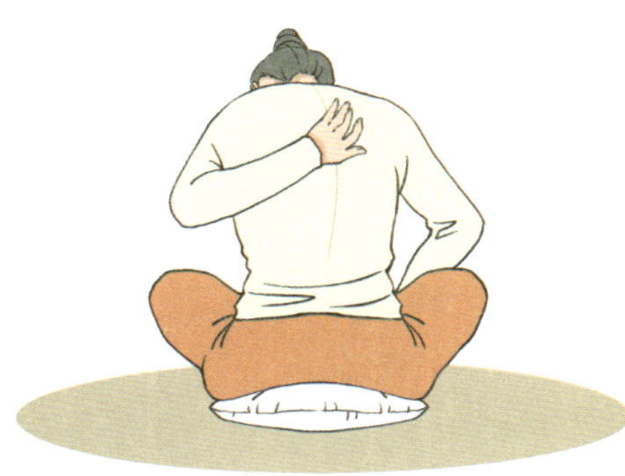

图5-9　肋横突关节呼吸法背面图（步骤1）

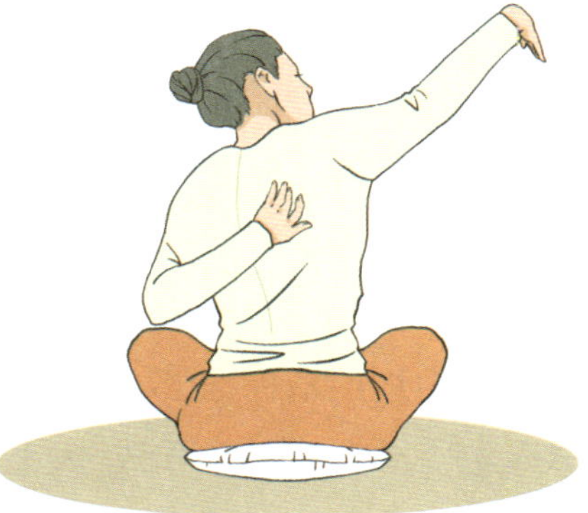

图5-10　肋横突关节呼吸法背面图（步骤2）

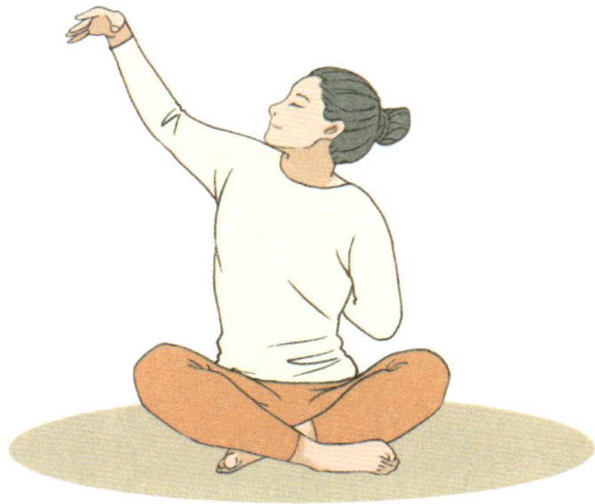

图5-11　肋横突关节呼吸法正面图（步骤2）

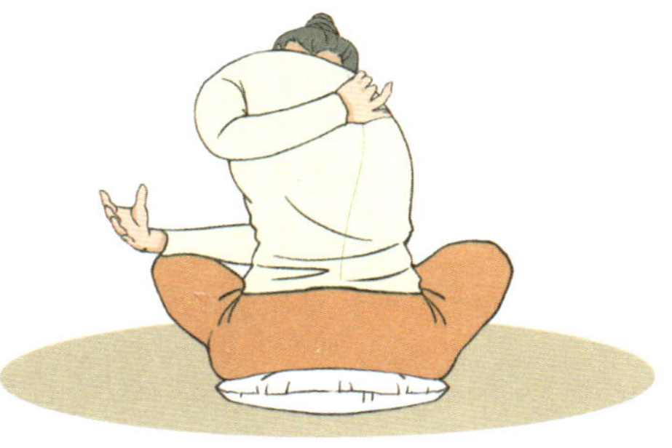

图5-12　肋横突关节呼吸法背面图（步骤3）

动作要领 取标准坐位，指尖轻触脊柱旁开约两指位置，可触及肋骨与脊柱的交界处，感受呼吸时有活动的部位，吸气时打开对侧手臂，头跟随指尖旋转；呼气时头跟随指尖转向对侧，同时手臂像穿针样穿过对侧腋窝。

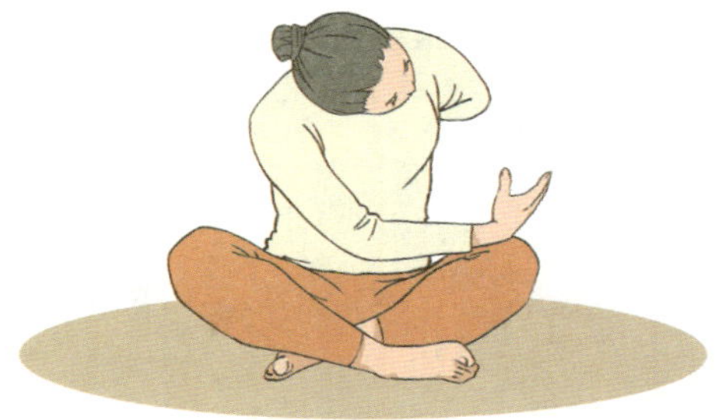

图5-13 肋横突关节呼吸法正面图（步骤3）

练习频次 10次呼吸为1组，做3～5组，每天1次或按需训练。

（二）体转拉伸膈肌下沉呼吸训练

动作要领 取标准坐位，吸气准备，呼气身体扭转至对侧，小臂自然放置于对侧大腿外侧，保持该体位，吸气肋笼轻打开，呼气肋笼下降膈肌回弹，与对侧盆底做呼气对合运动（见图5-14）。

练习频次 10次呼吸为1组，做3～5组，每天1次或按需训练。

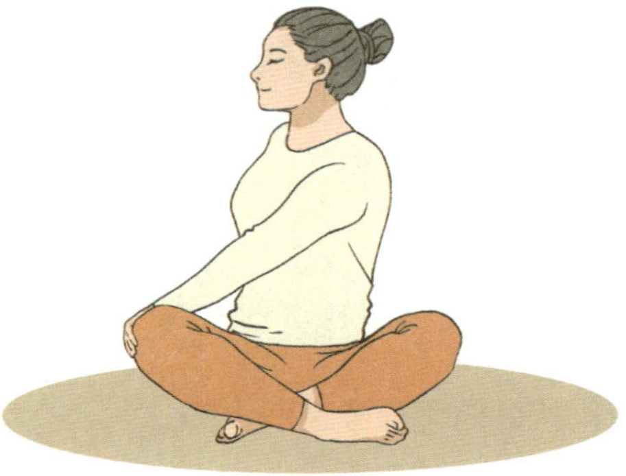

图5-14 体转拉伸膈肌下沉训练

（三）后下肋骨扩张呼吸训练

动作要领 取标准坐位，双侧/单侧手置于后侧肋骨下缘，吸气较多气流轻柔至双侧/单侧后侧肋骨，呼气时肋骨及膈肌回弹（见图5-15）。

练习频次 10次呼吸为1组，做3～5组，每天1次或按需训练。

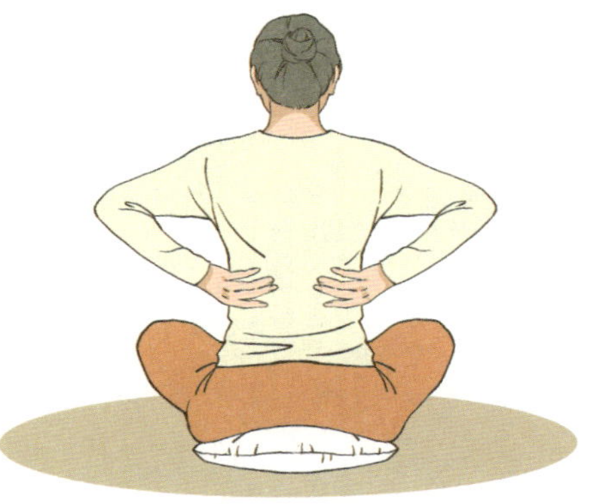

图5-15 后下肋骨打开呼吸训练

（四）肋骨外翻矫正呼吸训练：侧卧、俯卧、仰卧、坐位

1. 侧卧肋骨外翻控制训练

动作要领 取侧卧位，下侧肋骨下垫薄气垫或薄枕头，同侧手臂向上伸直，头放置于伸直手臂上，对侧在上的手臂屈曲叉腰于肋弓上，四指在前，大拇指在后。吸气轻柔打开上面前外侧肋笼，呼气肋笼自然回弹，侧腹部向中线自然靠拢（见图5-16）。

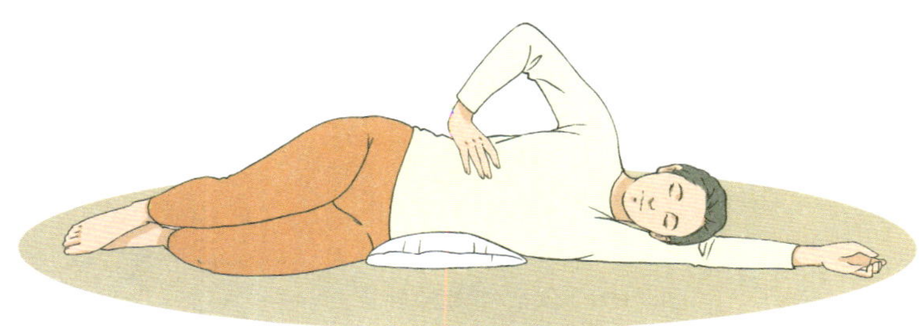

图5-16 侧卧肋骨外翻控制训练

练习频次 10次呼吸为1组，做3～5组，每天1次或按需训练。

2. 俯卧肋骨外翻控制训练

动作要领 取俯卧位，双侧手臂呈W型，肩部下沉，额头置于地垫上（注意不要堵塞鼻孔，留出呼吸空间），头与地面平行，做自然呼吸（见图5-17）。可以在双侧肋骨下缘垫一薄气垫或薄毛毯。若感到额头不适，头可朝左右侧屈。

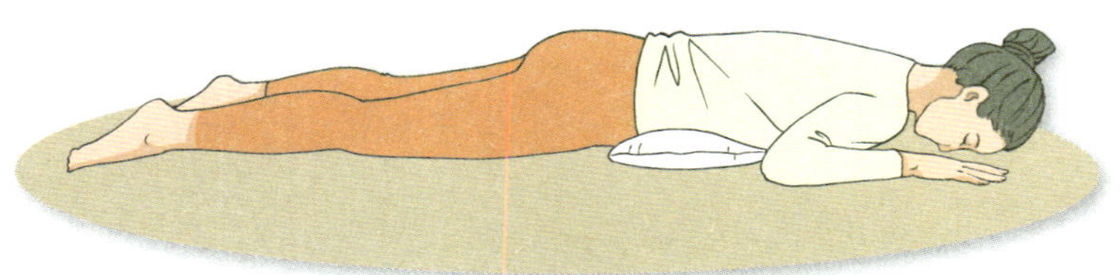

图5-17 俯卧肋骨外翻控制训练

练习频次 10次呼吸为1组，做3～5组，每天1次或按需训练。

3. 仰卧肋骨外翻控制训练

动作要领 取仰卧位，屈双膝踩地，头与地面平行，双手环抱双侧肋骨前下缘，双肩、手臂放松，做无张力呼吸法，可侧重鼻孔侧面及后侧吸气，控制向鼻孔前侧的过度呼吸（见图5-18）。

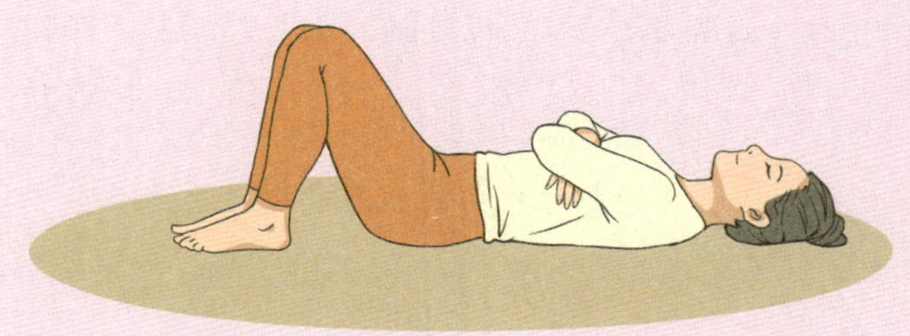

图5-18 仰卧肋骨外翻控制训练

练习频次 10次呼吸为1组，做3～5组，每天1次或按需训练。

（五）坐位肋骨外翻控制训练

动作要领 取标准坐位，双手环抱双侧肋骨前下缘，肩部放松下沉，手臂放松，做无张力呼吸法，可侧重鼻孔侧面及后侧吸气，控制向鼻孔前侧的过度呼吸，同时松解前侧膈肌（见图5-19）。

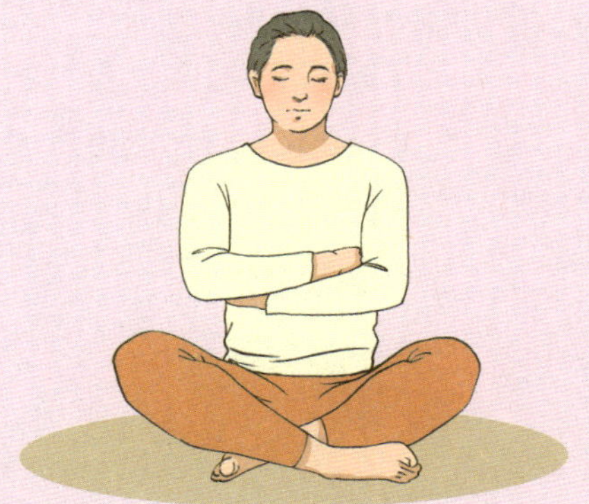

图5-19 坐位肋骨外翻控制训练

练习频次 10次呼吸为1组，做3～5组，每天1次或按需训练。

专业知识小贴士

1. 膈肌的组成

答：膈肌是一块分隔胸腔和腹腔的宽阔的穹顶形肌肉。膈肌可以分为左右两半，每一半由3个部分组成：胸骨部、腰部和肋部。这3个部分在心脏正下方的中心腱处汇聚。其中有裂孔，有血管、食管、神经穿过。膈肌与腹横肌、髂腰肌、盆底肌等肌肉密切相连。

2. 膈肌的重要作用

答：（1）膈肌是呼吸过程中的主要肌肉。各种体位下，大约2/3的肺活量由膈肌的运动提供。膈肌每移动1cm，产生约350mL的气体量。

（2）支撑胸腔内脏、连接腹腔内脏：它的上表面支撑心包（通过二者相融合的部分实现）、心脏、胸膜和肺；它的下表面有相应的韧带和内脏器官相连，膈肌下表面紧挨着肝脏、肾脏、肾上腺、胃、脾的上面且几乎全部由腹膜覆盖。

（3）帮助内脏器官运动，协助调节内脏器官功能。

（4）膈肌与盆底肌做平行运动。

（5）与髂腰肌等肌肉共同维持身体稳定，与腰痛有关系。

（6）血管、消化道、神经穿过膈肌，是内脏器官、下肢循环、神经调控的必经之路。

第六章

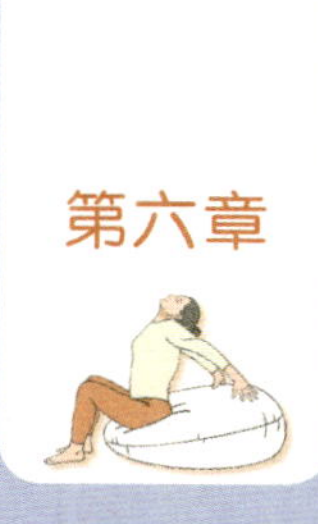

身体链呼吸训练

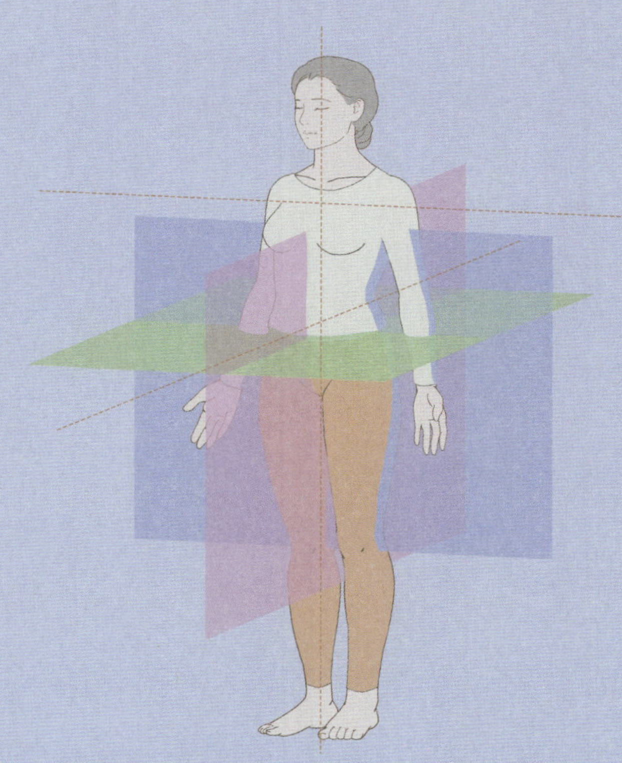

元宝妈妈：薇薇老师，我产后肚子大，用了十八般武艺，肚子都减不下去，怎么办啊？

薇薇老师：如果您肚子大，还觉得腰背紧张、疼痛，臀部凹陷，可能是您身体的链条出问题了呢！我们身体由很多前后、上下、交叉的肌肉及连接组织形成链条样组织，拉扯着骨骼维持人体姿势和身体功能的正常运转。当它们出现局部的缩短或者松弛，人体骨架就会出现偏歪，导致身体不平衡和疼痛、内脏功能障碍等问题。

元宝妈妈：那么多链条我怎么搞得清楚呢？

薇薇老师：身体的链条分别有前侧链条、后侧链条、侧面链条和交叉螺旋链条（见图6-1）。根据身体的链条和呼吸进行训练，有助于更好地恢复身体。

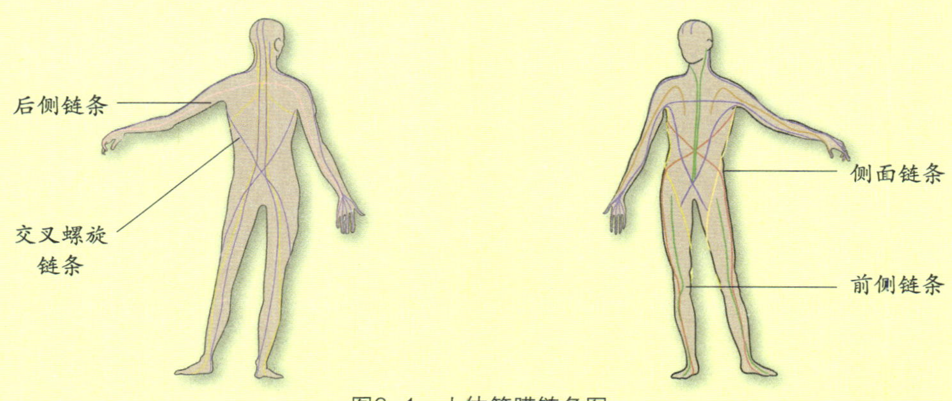

图6-1　人体筋膜链条图

元宝妈妈：我该怎么做呢？

薇薇老师：和我们一起感受呼吸之力的神奇！让我们一起通过身体链呼吸训练轻松变瘦吧。

一、后侧身体链呼吸训练

身体后侧的链条见图6-2。

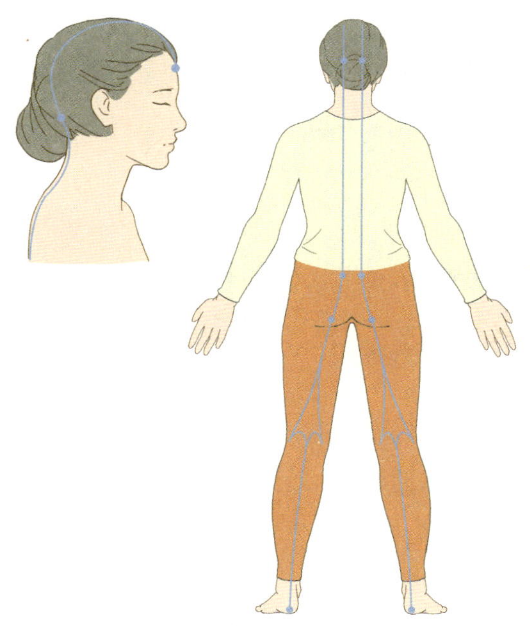

图6-2　身体后侧的链条

（一）俯卧位后侧链呼吸训练

动作要领　俯卧于地垫上，双臂放置身体旁侧，伸直双臂掌心向上/向下，或屈曲双臂呈W形状，头偏向一侧，交替进行双侧训练，保持自然呼吸或鼻孔后侧呼吸（见图6-3、图6-4）。

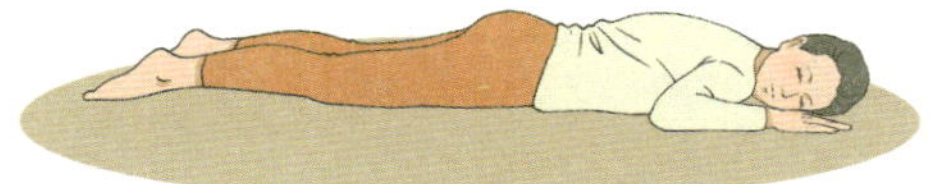

图6-3　俯卧位双手臂屈曲呈W形状

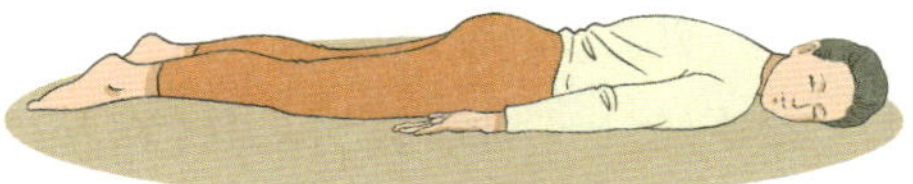

图6-4　俯卧位双手置于体侧

练习频次 每侧15分钟，1次训练30分钟，每天1次或按需训练。

（二）仰卧位后侧链呼吸训练

1. 仰卧位屈膝后侧链呼吸训练法

动作要领 仰卧在气垫或者地垫上，屈曲双膝放松靠近腹部，保持自然呼吸或者鼻孔后侧呼吸（见图6-5）。

练习频次 10次呼吸为1组，做3～5组，每天1次或按需训练。

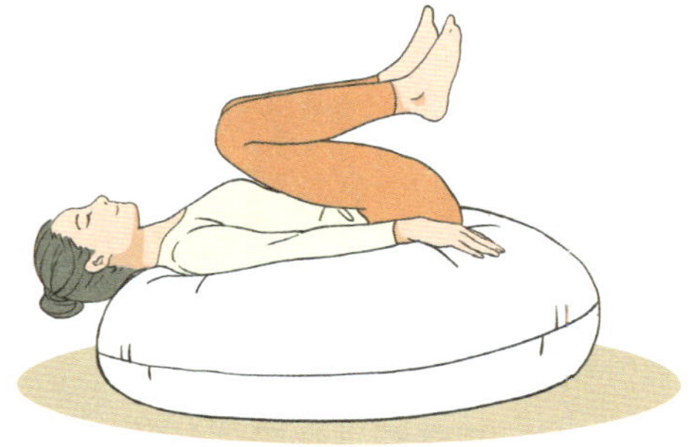

图6-5 仰卧位屈膝后侧链呼吸训练法

2. 仰卧位伸膝后侧链呼吸训练法

动作要领 仰卧在气垫或者地垫上，先屈曲双膝放松靠近腹部，随后双腿屈髋伸直膝关节，与身体呈90°，保持自然呼吸或者鼻孔后侧呼吸（见图6-6）。

练习频次 10次呼吸为1组，做3～5组，每天1次或按需训练。

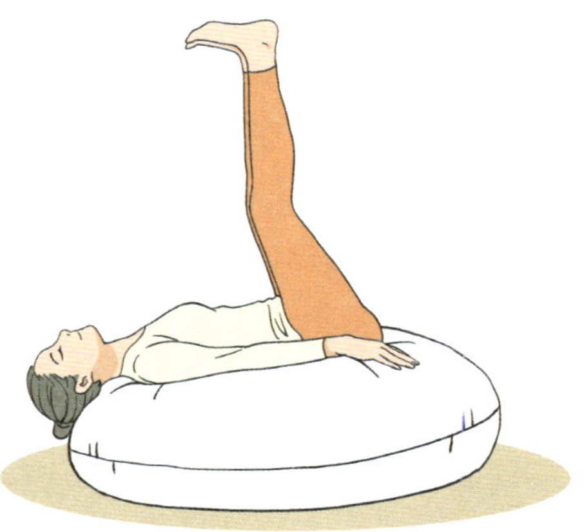

图6-6 仰卧位伸膝后侧链呼吸训练法

（三）跪位后侧链呼吸训练

1. 跪位后侧链呼吸训练法1

动作要领 跪坐在气垫或者地垫上，臀部坐在脚跟上，身体自然屈曲向前，双臂自然前伸，保持自然呼吸或者鼻孔后侧呼吸（见图6-7）。

练习频次 10次呼吸为1组，做3～5组，每天1次或按需训练。

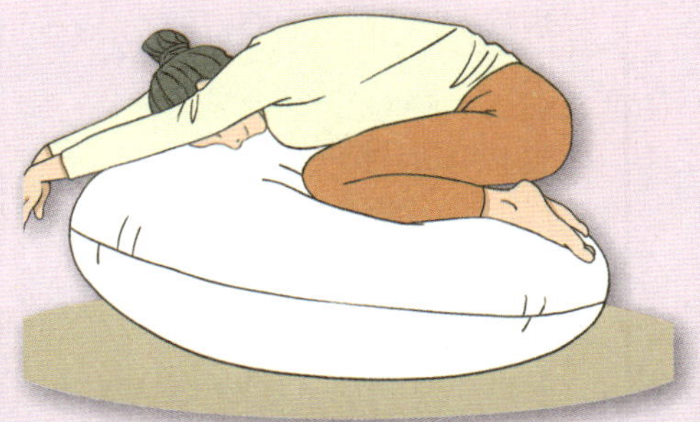

图6-7 跪位后侧链呼吸训练法1

2. 跪位后侧链呼吸训练法2

动作要领 跪立，双手支撑分开与肩宽，双脚与髋同宽，大小腿呈90°，吸气弓背向上，呼气脊柱自然下沉（见图6-8）。

练习频次 10次呼吸为1组，做3～5组，每天1次或按需训练。

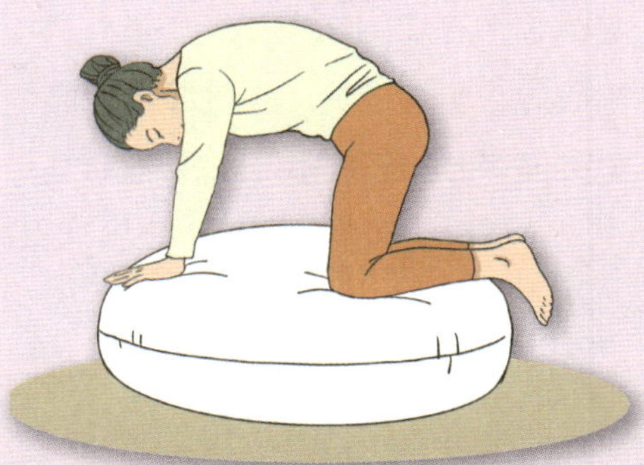

图6-8 跪位后侧链呼吸训练法2

（四）站立后侧链呼吸训练

1. 站立后侧链渐进呼吸训练法

动作要领 自然站立位，可微屈双膝，吸气准备，呼气时脊柱的每一个椎骨缓慢向前、向下，头放松，双臂自然下垂，可以用几个自然呼吸完成此动作；保持自然呼吸，以骶骨为起点，脊柱按照从下到上的顺序逐节起，回到自然站立姿势（见图6-9）。该动作需要缓慢放松，用最少的力量完成。

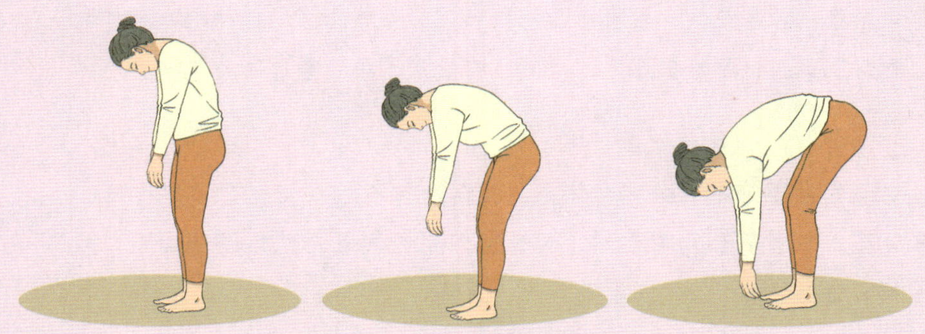

图6-9 站立后侧链渐进呼吸训练法

练习频次 上下1次为1组，做10组，每天1次或按需训练。

2. 站立屈髋后侧链呼吸训练法

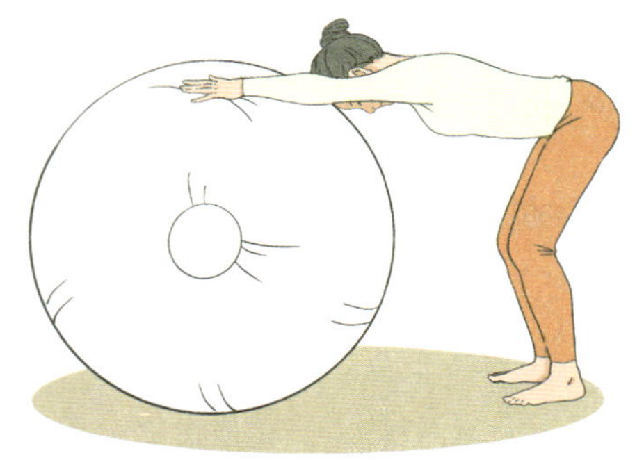
图6-10 站立屈髋后侧链呼吸训练法

动作要领 自然站立位，吸气准备，呼气屈髋，推气垫缓慢向前，向前至伸直双臂，保持自然呼吸或者鼻孔后侧呼吸，经几个自然呼吸后，吸气准备，呼气缓慢将气垫推回来（见图6-10）。若没有气垫，可以屈髋并伸直双臂放至桌子或栏杆上，呼气时缓慢收回双臂，逐渐恢复自然站立位。

练习频次 上下1次为1组，做5～10组，每天1次或按需训练。

专业知识小贴士

1. 什么是身体后侧的链条？

答：身体后侧的链条又叫后表链，连接我们身体从脚后跟到头顶后侧的肌肉和筋膜组织。

2. 后表链异常会导致什么样的身体问题呢？

答：后表链异常会出现勾足受限、膝关节过伸、大腿后侧肌肉缩短紧张、骨盆前倾、腰椎前凸、腹部前突等体态问题；导致或者加剧腰背肌紧张、腰骶部疼痛、盆底肌肉紧张、尿频等身体功能障碍。

3. 呼吸调节后表链有什么好处呢？

答：①可以改善异常体态，协调身体前后平衡；②治疗疼痛；③调节呼吸更加均匀自然，帮助肌肉组织恢复弹性，促进盆底、腰部、腹部恢复。

二、前侧身体链呼吸训练

元宝妈妈：薇薇老师，我老是觉得腹肌很紧张，大腿前侧很紧，没有办法很好地往后牵拉大腿，这是怎么回事呢？

薇薇老师：这是您身体前侧的链条（见图6-11）出了问题，需要调整它与后侧链条达到平衡状态。

元宝妈妈：我能怎么做呢？

薇薇老师：让我们一起在身体链呼吸训练中感受神奇的呼吸之力吧！

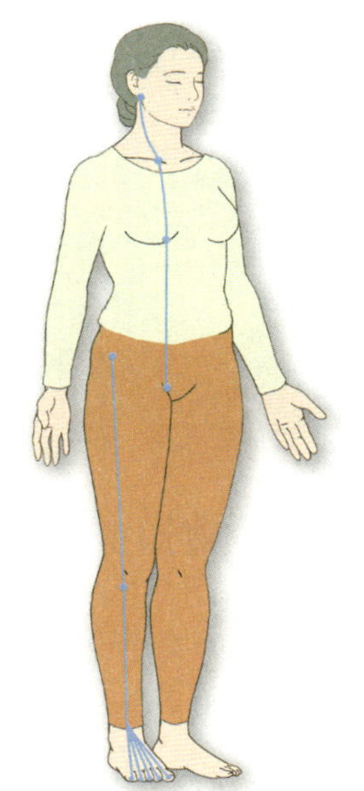

图6-11　身体前侧的链条

（一）仰卧位前侧链呼吸训练

1. 俯卧位前侧链呼吸训练法

动作要领　取俯卧位，双臂自然撑起前侧胸腔，以后腰部不引起疼痛卡压为度，做鼻孔前侧呼吸（见图6-12）。

练习频次　10次呼吸为1组，做3～5组，每天1次或按需训练。

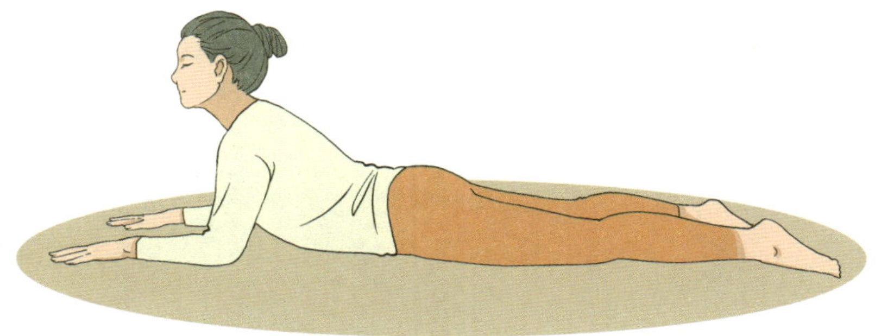

图6-12　俯卧位前侧链呼吸训练法

2. 仰卧位前侧链呼吸训练法

（1）仰卧位前侧链呼吸训练法1

动作要领 仰卧在地垫或者气垫上，屈双膝，双脚掌心相对，髋部自然放松于地垫上（不能放平的妈妈可以在双大腿外侧垫一个软垫），双手臂分开远离身体，做无张力胸腹联合呼吸，吸气让气流流经胸腔—腹腔—盆腔，呼气从盆腔—腹腔—胸腔回弹（见图6-13）。

练习频次 10次呼吸为1组，做3组，每天1次或按需训练。

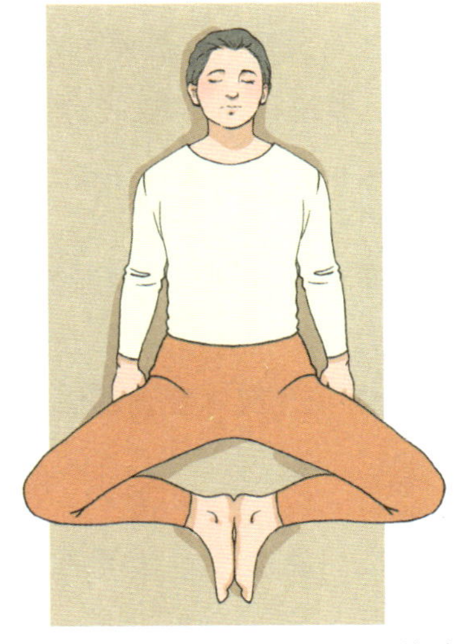

图6-13 仰卧位前侧链呼吸训练法1

（2）仰卧位前侧链呼吸训练法2

动作要领 仰卧在地垫上，屈曲双腿，双腿靠墙呈90°，做无张力腹式呼吸，吸气准备，呼气双腿轻柔向上伸直靠拢，继续做无张力腹式呼吸，随双腿的重力逐渐放松双腿向两侧打开（见图6-14）。

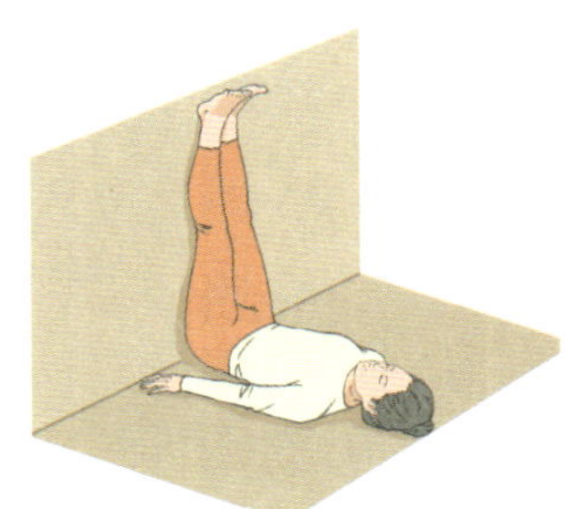

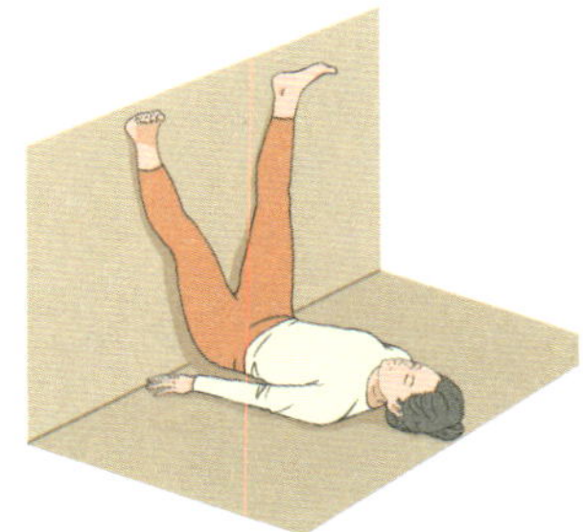

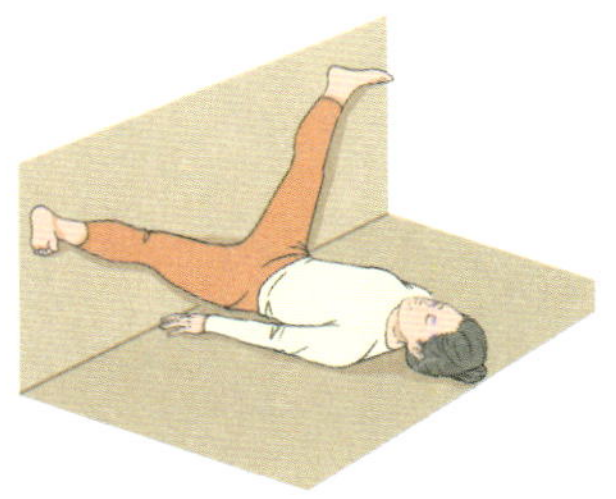

图6-14 仰卧位前侧链呼吸训练法2

练习频次 来回一次为1组，做5～10组，每天1次或按需训练。

（二）四足跪位前侧链呼吸训练

动作要领 取四足跪位于地垫或气垫上，吸气时使用无张力胸腹联合呼吸，侧重使用鼻孔前侧吸气，轻柔吸气至前侧咽喉—胸腔—腹腔—盆底前部，呼气弓背眼睛看向会阴位置，微微打开双唇自然呼气（见图6-15）。

练习频次 10次呼吸为1组，做3～5组，每天1次或按需训练。

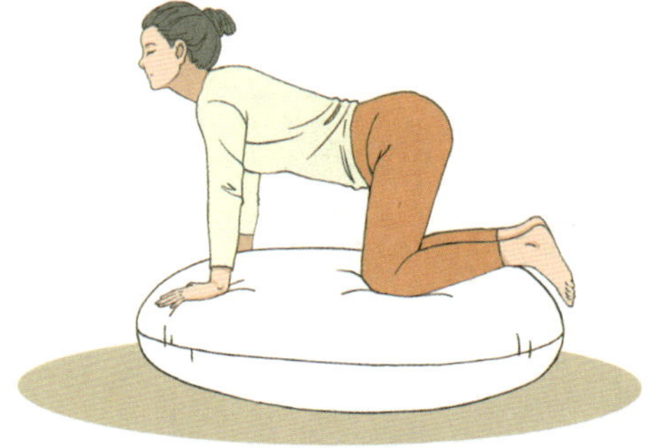

图6-15 四足跪位前侧链呼吸训练法

（三）坐位前侧链呼吸训练

动作要领 坐于瑜伽抱枕/瑜伽砖/气垫上，侧重鼻孔前侧吸气，吸气头上仰，保持骨盆中立，双手臂伸直五指张开支撑于身体后侧最远处，呼气弓背，头牵拉脊柱逐渐下垂于双侧大腿中间，双手臂自然下垂，双手自然交叉垂于踝关节内侧（见图6-16）。

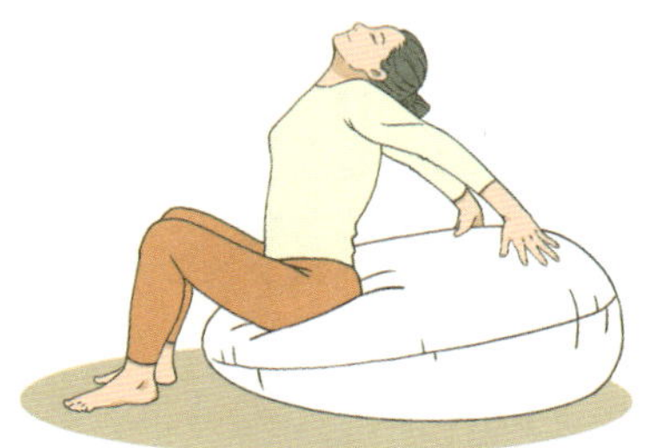

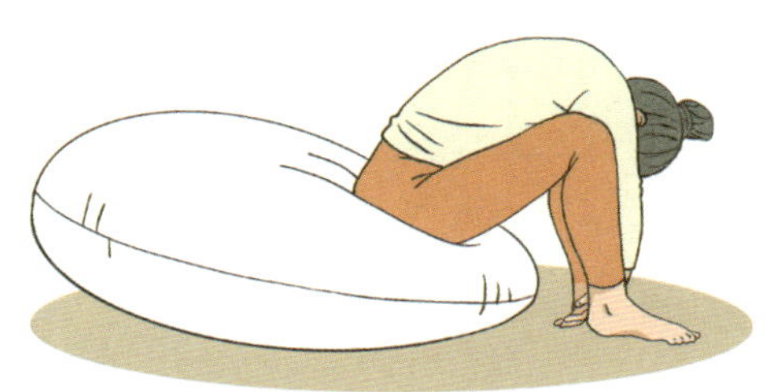

图6-16 坐位前侧链呼吸训练法

练习频次 10次呼吸为1组，做3～5组，每天1次或按需训练。

专业知识小贴士

1. 什么是身体前侧链条？

答：①身体前侧的链条包括两条筋膜链，一条叫作前表链，一条叫作前深链，分别在身体表面和深面延续；②前表链连接人体整个前表面，下起自足背，上至头颅侧面，与后表链保持平衡，提供张力性支持，从头部往上提拉重心前倾的骨骼；③前深链从足底内侧至大腿内侧穿过盆底内侧—内脏—膈肌，最后至双侧颈部。前深链更多是保持内脏位置和核心稳定的功能，这是由传统的“躯干核心”概念转变成核心应该是从头到脚连续存在的概念。

2. 身体前侧链条会导致什么样的身体问题呢？

答：①前表链收缩引起脚趾伸直、踝关节勾足状态、膝关节伸直、髋关节和躯干屈曲、上颈部过伸、骨盆前倾、前肋性呼吸受限、头前倾；②姿势性躯干屈曲、头前倾、膝关节锁定是前表链高张力的表现；③前深链功能紊乱常表现为慢性趾屈、高弓足或扁平足、足旋前或旋后、膝内翻或外翻、女性盆腔相关疾病、腰椎排列异常、腰痛、嗝逆、岔气、呼吸受限、颈椎弯曲或者过伸、颞颌关节功能紊乱、咽喉口腔非病理性相关问题。

三、螺旋动力链训练

元宝妈妈：薇薇老师，我老是觉得身体一边在前，一边在后，有些扭转，骨盆也一高一低的，导致我身体很不平衡，很多地方都疼痛，怎么回事呢？

薇薇老师：这是您身体螺旋的链条（见图6-17）出了问题，需

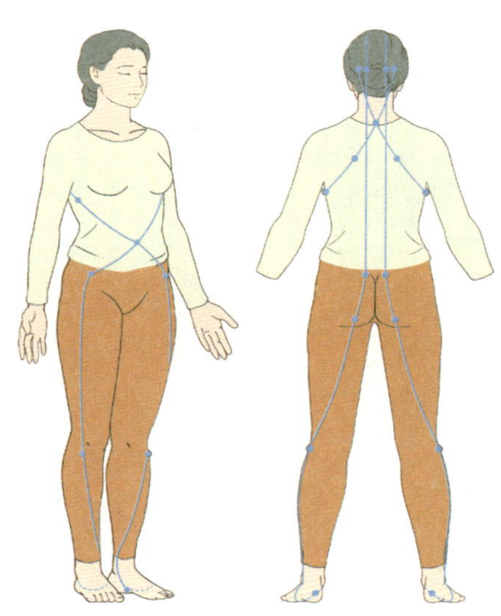

图6-17 身体螺旋的链条

要调整它达到平衡。

元宝妈妈：我能怎么做呢？

薇薇老师：让我们一起在身体链条呼吸训练中感受神奇的呼吸之力吧！

（一）仰卧位螺旋链呼吸训练

动作要领 吸气准备，仰卧位双手侧平举打开，呼气屈曲右腿，右腿带动骨盆将脊柱扭转到左侧，将右脚缓慢放置于左侧地板，右腿运动的同时头缓慢偏向右侧，左手和头向右侧移动。吸气时右侧肋笼打开，左侧盆腔组织打开，右侧肋骨和左侧盆腔相互对拉（见图6-18）。双侧交替训练。

练习频次 双侧训练各10次呼吸，双侧各训练1次为1组，3组为1次，每天1次或按需训练。

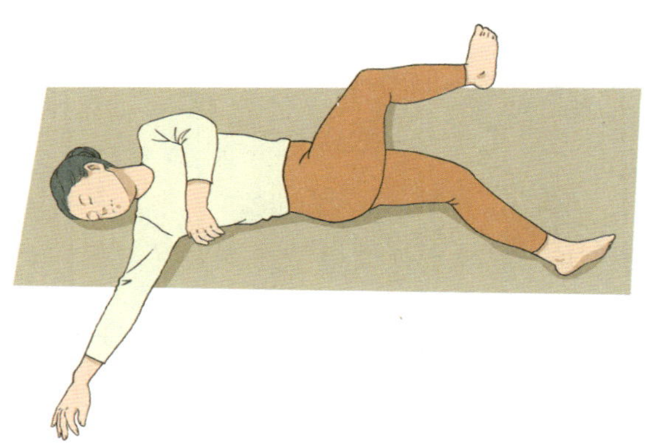

图6-18 仰卧位螺旋链呼吸训练法

（二）坐位螺旋链呼吸训练

动作要领 取标准坐位，随着吸气转动身体向右后方，感受右侧肋笼吸气打开，左侧盆腔组织打开，感受右侧肋骨和左侧盆腔交叉对拉的感觉，呼气时右侧肋骨和左侧盆腔相互牵拉回弹（见图6-19）。保持10次呼吸，再转向左后方。

练习频次 双侧训练各10次呼吸，双侧训练1次为1组，3组为1次，每天1次或按需训练。

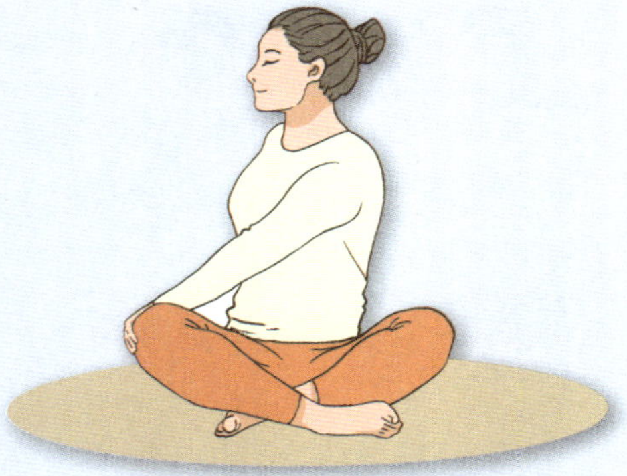

图6-19　坐位螺旋链呼吸训练法

（三）站立位螺旋链呼吸训练

1. 站立位螺旋链呼吸训练法1

本呼吸法为渐进式呼吸训练法（见图6-20），共分为3个步骤。

动作要领

（1）保持标准站立位，以骨盆为训练目标，吸气扭转骨盆到极限位，并保持在极限位做无张力胸腹联合呼吸，10次呼吸后，交换方向练习。

（2）骨盆扭转呼吸训练完成后，以躯干为训练目标，吸气将身体扭转到对侧，呼气回来，感受腰腹部肌肉呈培根卷样包裹身体旋转，一呼一吸为一个完整动作，练习至双侧肌肉弹性一致时停止。

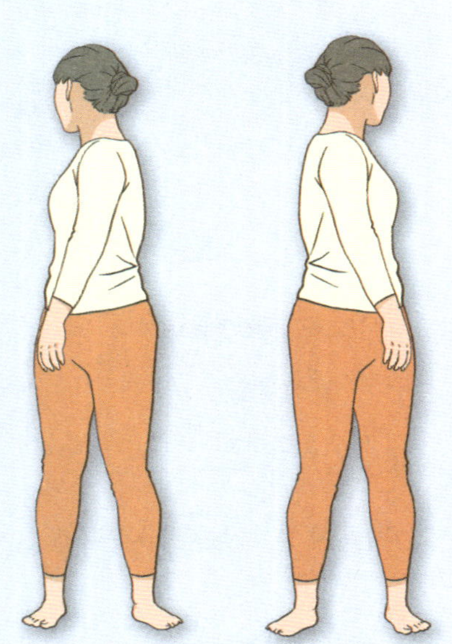

图6-20　站立螺旋链呼吸训练法1

（3）吸气准备，以脊柱为训练目标，吸气扭转脊柱，从腰椎—胸椎—颈椎，保持扭转极限状态，呼气放松；继续第二次呼吸，每一次吸气逐渐加大脊柱扭转程度，扭转至相对极限后；吸气准备，呼气回到正前方位置，交换方向练习。

练习频次 第一个步骤双侧各训练10次呼吸，10次呼吸为1组，做3组；第二个步骤训练至肌肉双侧弹性一致时停止；第三个步骤训练至双侧脊柱灵活性基本一致时停止，每天1次。

2. 站立螺旋链呼吸训练法2

动作要领 取站立位，做自然呼吸，头逐渐侧屈15°/30°/45°/60°/75°，身体跟随头斜行向下，从颈椎—胸椎—腰椎—尾椎逐节缓慢向下，然后又逐渐从尾椎—腰椎—胸椎—颈椎逐节缓慢向上回到站立位（见图6-21）。双侧交替训练。

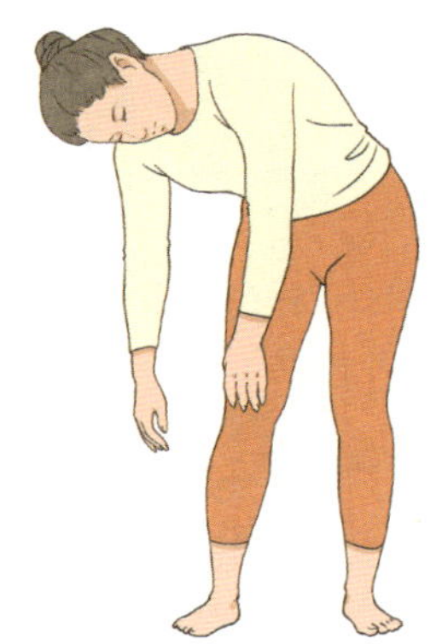
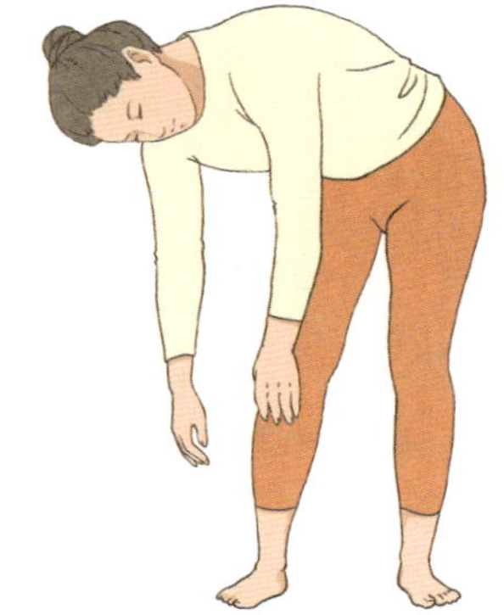
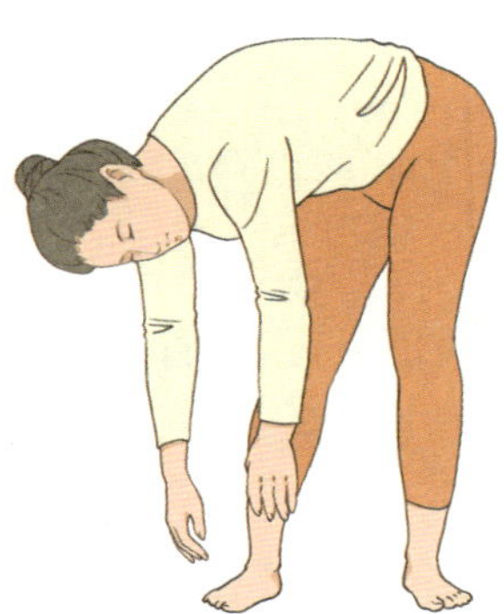

图6-21　站立螺旋链呼吸训练法2

练习频次 上下1次为1组，左侧5组，右侧5组。1次共10组训练，每天1次或按需训练。

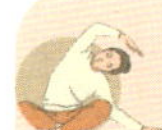

专业知识小贴士

1. 什么是身体螺旋的链条呢?

答：身体上下前后的肌肉和连接的组织会在身体中部交叉，左右两条螺旋反向环绕身体的线，帮助维持身体平面的平衡。

2. 身体螺旋的链条会导致什么样的身体问题呢?

答：①当身体螺旋的链条被拉向一侧时，身体就会向一侧旋转，导致我们身体出现奇怪的姿势，引发身体扭转、旋转和侧移；

②它也影响其他身体链的功能，当它的功能失调时，其他筋膜链最基础的功能也会受到影响。

3. 呼吸调节有什么好处呢?

答：①调整身体整体平衡，帮助呼吸更好地下沉至盆底；②调整骨盆和脊柱的灵活性。

四、外侧身体链呼吸训练

元宝妈妈：薇薇老师，我的臀部和大腿侧面像牛板筋一样，有什么便捷快速的方法呢？

薇薇老师：最便捷的方法就是引导呼吸去到侧面的身体，帮助身体侧面的链条（见图6-22）松解下来，恢复正常的弹性。

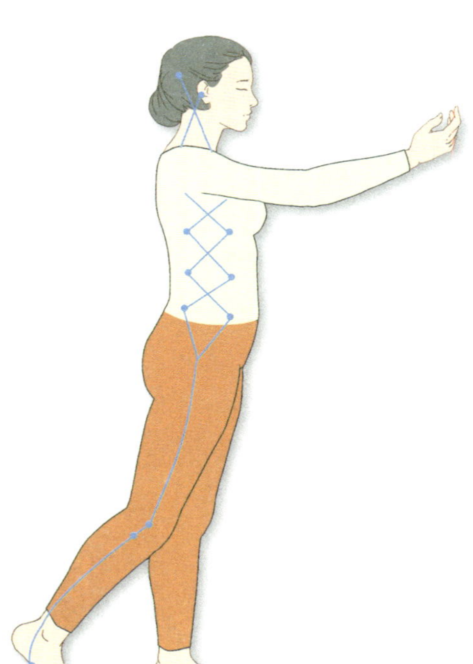

图6-22　身体侧面的链条

元宝妈妈：我能怎么做呢？

薇薇老师：让我们一起在身体链呼吸训练中感受神奇的呼吸之力吧！

（一）侧卧位外侧链呼吸训练

动作要领　平卧于地垫上，调整身体呈香蕉状，身体凸侧手臂轻柔上举，身体凸侧鼻孔侧面吸气，呼气放松（见图6-23）。

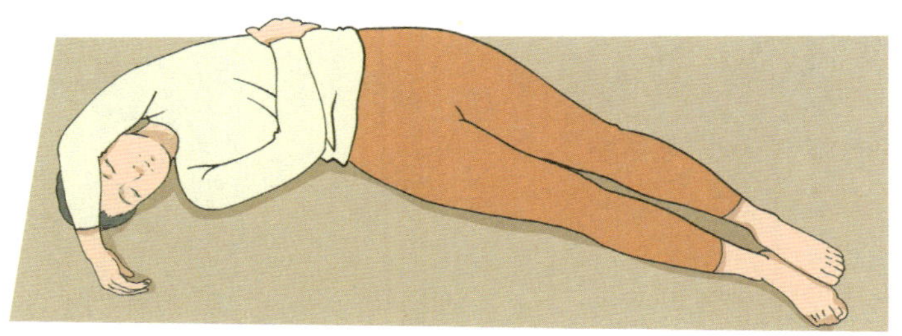

图6-23　卧位侧面链条呼吸训练法

练习频次　10次呼吸为1组，做3～5组，每天1次或按需训练。

（二）坐位外侧链呼吸训练

动作要领　取标准坐姿，身体侧屈，侧屈侧手掌轻放于地垫上，身体凸侧手臂轻柔上举，用身体凸侧鼻孔侧面吸气，呼气放松（见图6-24）。

练习频次　10次呼吸为1组，做3～5组，每天1次或按需训练。

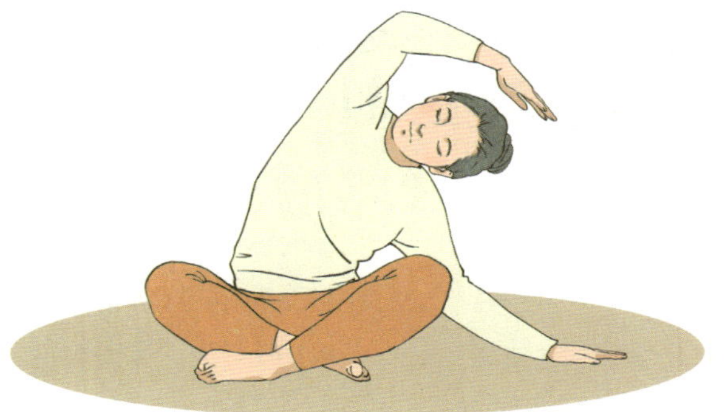

图6-24　坐位外侧链呼吸训练法

（三）站立位外侧链呼吸训练

动作要领　侧屈训练，侧屈的角度按照上颈段（见图6-25）、下颈段、上胸段（见图6-26）、下胸段、腰段、腰和骨盆交界部位来进行分度。根据需要训练的部位选择相应的节段，保持训练部位放松，身体凸侧鼻孔做侧面呼吸法训练。

练习频次　10次呼吸为一组，3～5组为1次，感觉卡顿和疼痛的部位可以酌情增加，每天1次或按需训练。

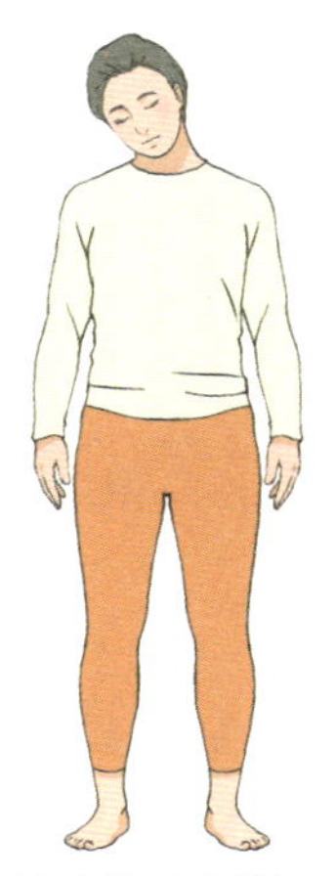

图6-25　站立位外侧链呼吸训练法（上颈段）

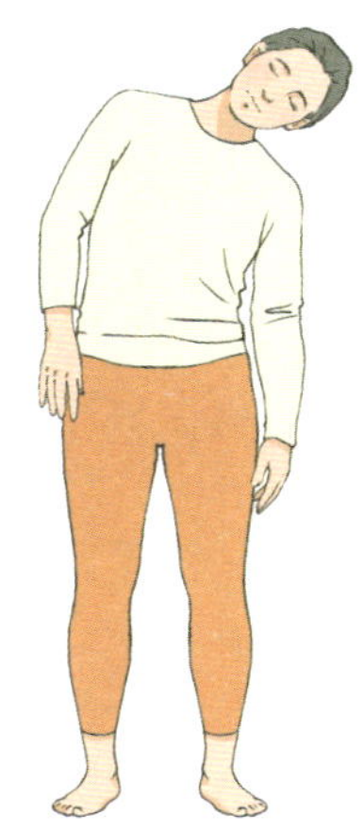

图6-26　站立位外侧链呼吸训练法（上胸段）

专业知识小贴士

1. 什么是身体侧面的链条？

答：①沿着身体两侧从下到上的肌肉和连接组织形成的身体链；②具有调整姿势的功能，具有运动功能，参与身体侧弯的形成，即身体侧弯、腿部外展、足向外侧翻转；③调节身体左右侧失衡的主要方式。

2. 身体侧面的链条异常会导致什么样的身体问题呢？

答：身体侧面的链条异常会出现踝关节的旋前旋后、踝背屈受限、踝内翻或外翻、大腿内收受限/慢性外展肌挛缩、腰椎侧弯/腰椎受压、胸腔相对骨盆侧移、胸骨与骶骨间的短缩。

3. 身体侧面链条呼吸训练有什么好处呢？

答：调整身体前后左右的平衡；调节其他表层的链条；固定躯干和下肢，防止上肢活动时，身体结构变形扭曲。

第七章

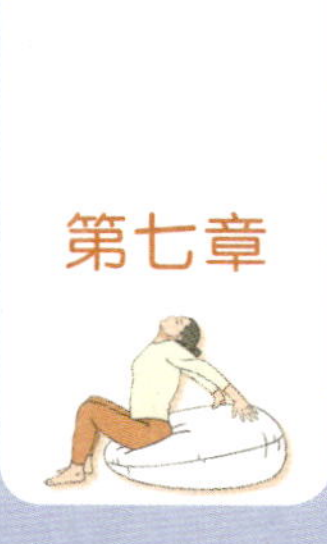

骨盆时钟呼吸训练

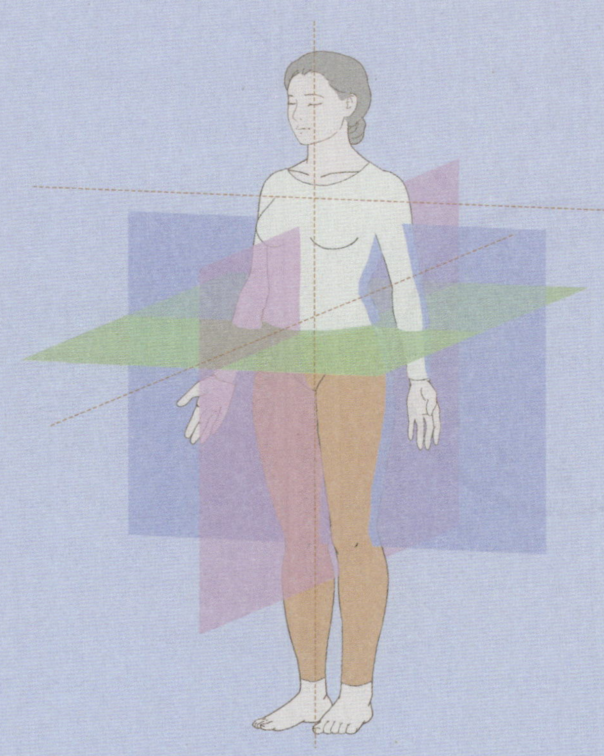

元宝妈妈：薇薇老师，我孕期和产后左边耻骨联合下缘疼痛，抬腿或者跨步时更痛，这是什么原因呢？

薇薇老师：孕期和产后因为胎儿长大和松弛素的作用，使腹部和盆底组织拉长，由于身体并不是完全对称的，所以双侧骨盆受到的压力和拉力不完全均衡，骨盆一侧受到的压力大于另外一侧，导致单侧骨盆的位移，造成耻骨联合附近筋膜组织紧张产生疼痛。

元宝妈妈：我能怎么做呢？

薇薇老师：我们可以做骨盆时钟呼吸训练，帮助紧张一侧的组织恢复弹性、血液循环和营养，恢复骨盆力学。让我们一起来感受骨盆时钟呼吸训练的神奇力量吧！

注意骨盆时钟呼吸训练的关键是呼吸带动骨盆运动，不是单独的骨盆训练，避免腹部、腰椎、骨盆主动发力。

我们可以从钟表上来想象呼吸中骨盆的运动，比如把左侧髂前上棘和右侧髂前上棘分别看作9点和3点，那么我们呼吸的时候可以从3点到9点，也可以从9点到3点方向活动（见图7–1、图7–2）。

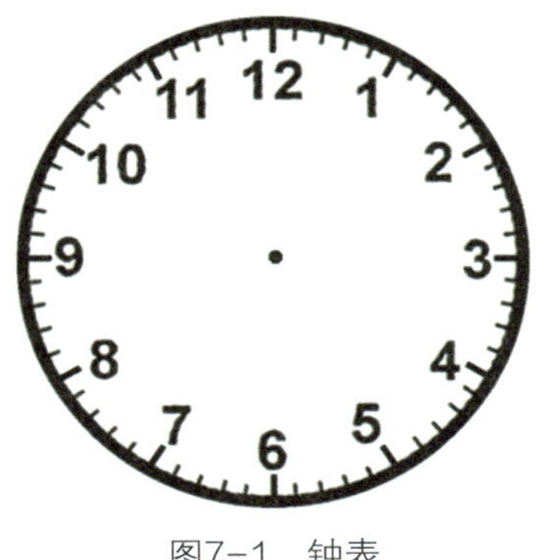

图7–1 钟表

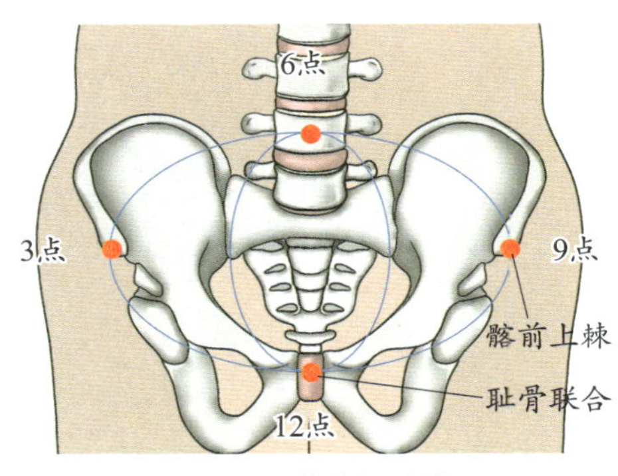

图7–2 骨盆与时钟

身体的几个面：矢状面、冠状面、水平面，图7-3可便于我们把时钟想象成身体哪一个方向上的运动。

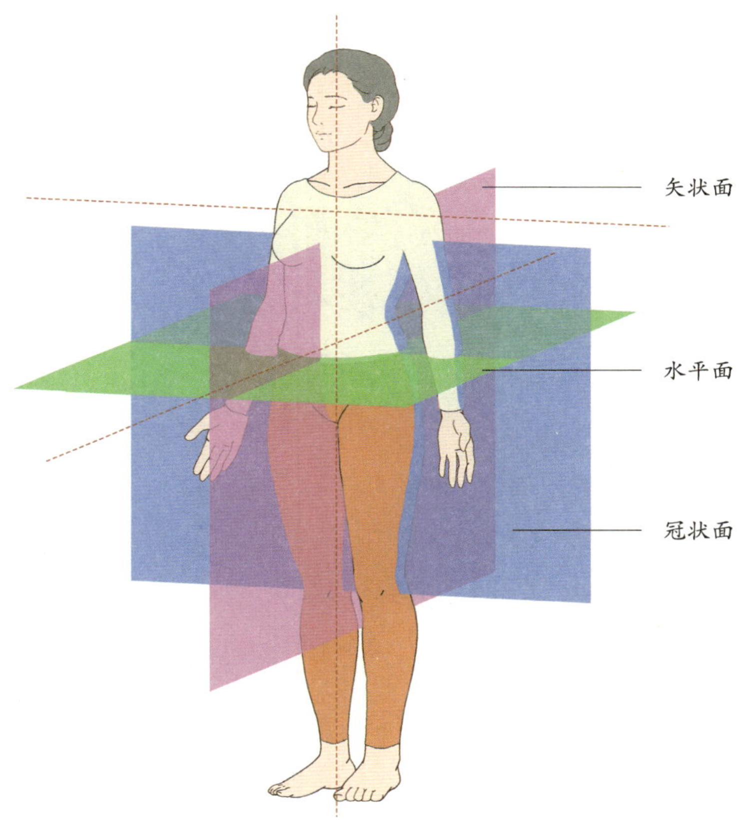

图7-3　身体矢状面、冠状面、水平面

（1）矢状面，即从前后方向，将人体或器官分为左、右两部分的切面。

（2）水平面也称横切面，即与人体长轴垂直的切面，将人体或器官分成上、下两部分。

（3）冠状面也称额状面，即与矢状面垂直，从左右方向，将人体或器官切为前、后两部分的切面。

一、矢状面骨盆时钟呼吸训练

（一）仰卧位矢状面骨盆时钟呼吸训练

动作要领 将肚脐和耻骨联合想象成一个钟面，耻骨为12点，肚脐为6点。屈双膝，脚掌踩地，下腰部垫一个薄气垫或者薄腰枕，左手置于上腹部作为参照物，右手置于耻骨上，吸气气流带动骨盆向6点—12点方向运动，带动骨盆微前倾（见图7-4）；呼气气流带动骨盆向12点—6点方向运动，带动骨盆微后倾（见图7-5）。

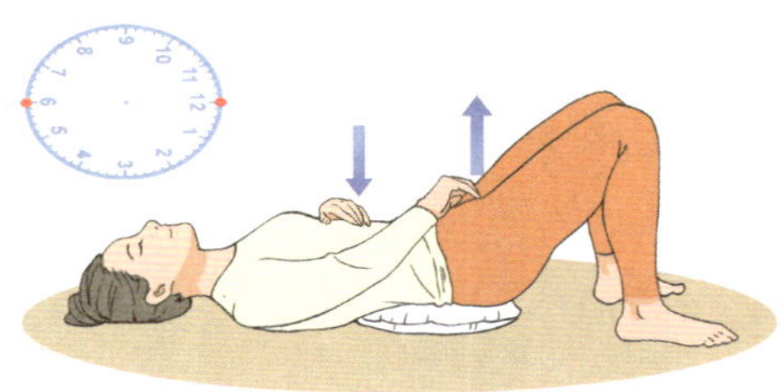

图7-4 仰卧位矢状面6点—12点骨盆时钟呼吸训练

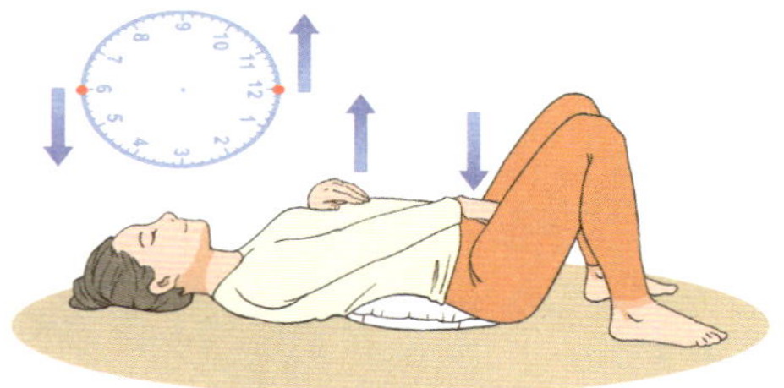

图7-5 仰卧位矢状面12点—6点骨盆时钟呼吸训练

练习频次 10次呼吸为1组，做3组，每天1次或按需训练。

（二）四点跪位矢状面骨盆时钟呼吸训练

动作要领 四足跪位，吸气气流带动骨盆向6点—12点方向运动，带动骨盆微前倾（见图7-6）；呼气气流带动骨盆向12点—6点方向运动，带动骨盆微后倾（见图7-7）。

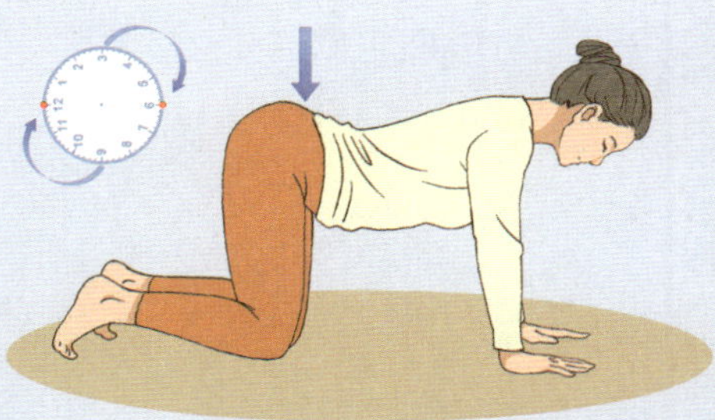

图7-6　四足跪位矢状面6点—12点骨盆时钟呼吸训练

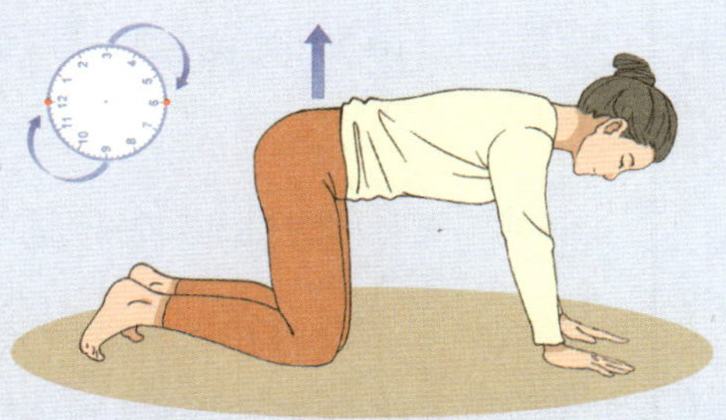

图7-7　四足跪位矢状面12点—6点骨盆时钟呼吸训练

练习频次　10次呼吸为1组，做3组，每天1次或按需训练。

（三）站立位矢状面骨盆时钟呼吸训练

动作要领　站立位微曲膝，膝盖不超过足尖，吸气气流带动骨盆向6点—12点方向运动，带动骨盆微前倾（见图7-8）；呼气气流带动骨盆向12点—6点方向运动，带动骨盆微后倾（见图7-9）。

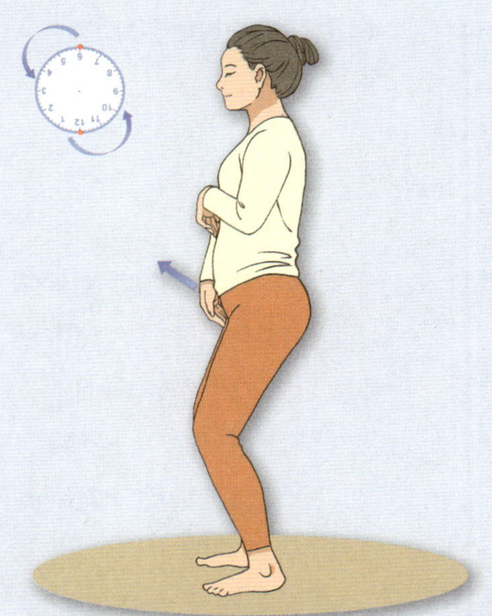

图7-8　站立位矢状面6点—12点骨盆时钟呼吸训练

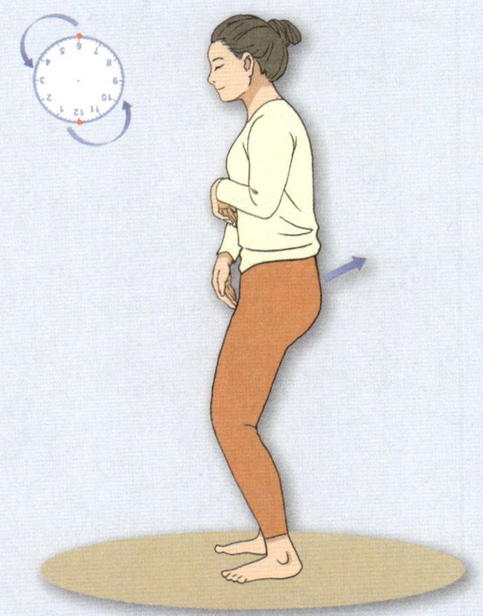

图7-9　站立位矢状面12点—6点骨盆时钟呼吸训练

练习频次 10次呼吸为1组，做3组，每天1次或按需训练。

二、冠状面骨盆时钟呼吸训练

（一）仰卧位冠状面骨盆时钟呼吸训练

动作要领 仰卧屈膝，下腰部垫一薄气垫或薄腰枕，双手置于髂前上棘（腹股沟外上缘骨突出部位），以耻骨联合为12点，肚脐为6点的冠状面上运动，吸气气流带动骨盆运动往11点，呼气气流带动骨盆回到12点；反向训练，吸气气流带动骨盆运动往1点，呼气气流带动骨盆回到12点（见图7-10）。

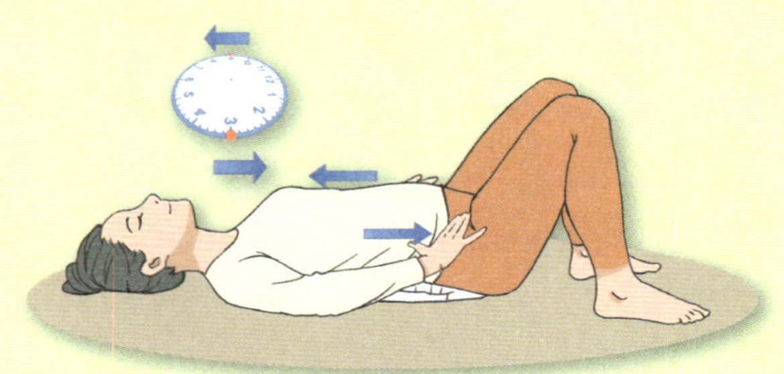
图7-10 仰卧位冠状面骨盆时钟呼吸训练

练习频次 一个方向5次呼吸为1组，一边各3组为1次，每天1次或按需训练。

（二）四点跪位冠状面骨盆时钟呼吸训练

动作要领 四足跪位，在身体冠状面上做呼吸训练，吸气气流带动骨盆运动往11点，呼气气流带动骨盆回到12点；反向训练，吸气气流带动骨盆运动往1点，呼气气流带动骨盆回到12点（见图7-11）。

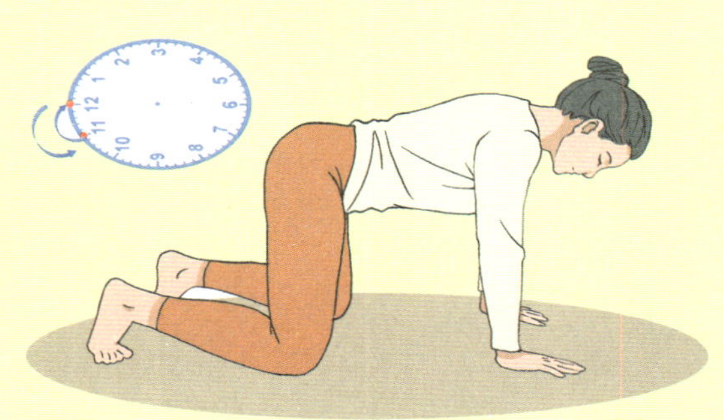
图7-11 四足跪位冠状面的骨盆时钟呼吸训练

练习频次 一个方向5次呼吸为1组，一边各3组为1次，每天1次或按需训练。

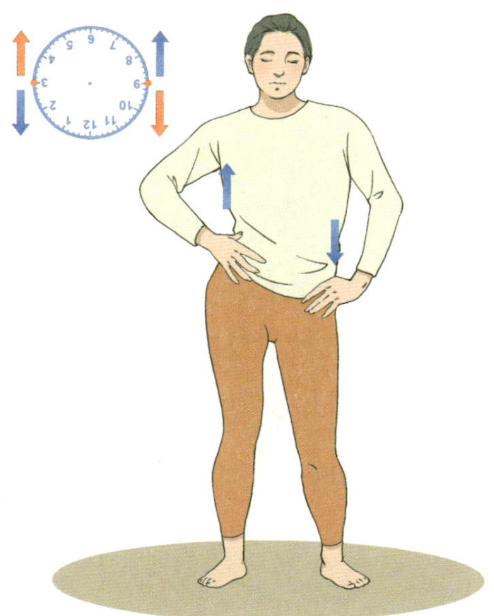

图7-12　站立位冠状面骨盆时钟呼吸训练

（三）站立位冠状面骨盆时钟呼吸训练

动作要领　站立，微屈膝，双手扶髋，大拇指轻触髂骨（双侧腰骨盆顶端位置），吸气时左侧拇指轻压左侧髂骨向下，感受左侧盆底舒张；呼气时右侧拇指轻压右侧髂骨向下，感受左侧盆底回弹；左右交替，轮替实现单侧盆底舒张与回弹（见图7-12）。

练习频次　一个方向5次呼吸为1组，一边各3组为1次，每天1次或按需训练。

三、水平面骨盆时钟呼吸训练

（一）仰卧位水平面骨盆时钟呼吸训练

动作要领　仰卧，双脚掌踩地，下腰部垫一薄气垫或薄腰枕，双手中指置于髂前上棘（腹股沟外上缘骨突出部位）。吸气左手中指向后轻点左侧髂前上棘，带动骨盆轻柔向左后移动；呼气右手中指向后轻点右侧髂前上棘，带动骨盆轻柔向右后移动，左右交替（见图7-13）。

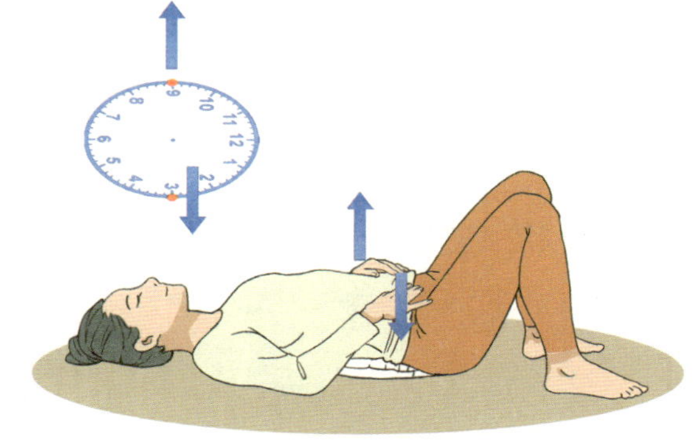

图7-13　仰卧位水平面骨盆时钟呼吸训练

练习频次 一个方向5次呼吸为1组，一边各3组为1次，每天1次或按需训练。

（二）站立位水平面骨盆时钟呼吸训练

动作要领 微屈膝，臀部微微下沉，保持脊柱骨盆呈中立位，其余动作同前（见图7-14）。

练习频次 一个方向5次呼吸为1组，一边各3组为1次，每天1次或按需训练。

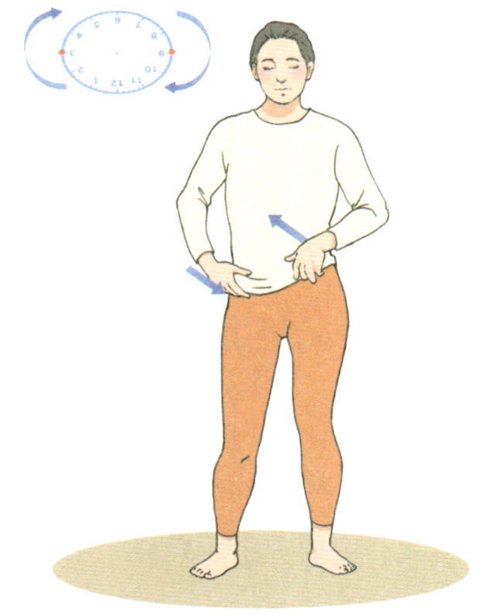

图7-14 站立位水平面骨盆时钟呼吸训练

专业知识小贴士

这个章节稍微有点难，需要我们了解一下专业知识，想深入了解原理的妈妈们可以先看这个部分，再看动作教学，就更容易理解了。

1. 骨盆时钟呼吸训练的原理是什么呢?

答：从盆底功能障碍角度，盆底肌筋膜按一定的方向走行，保持盆底脏器正常位置及功能，运用呼吸动力按照既定方向促进盆底及周围组织的弹性恢复，促进盆—腰—腹功能协调。

2. 骨盆时钟呼吸训练适用于什么样的身体问题呢?

答：盆底、腰腹部肌肉组织及连接韧带组织的疼痛、紧张、松弛或者不协调，内脏功能失调，漏尿、漏粪、便秘、同房疼痛，骨盆僵硬，盆腹运动不协调等问题的辅助训练。

3．吸气和呼气的骨盆运动，会带来怎样的变化呢？

答：我们来看看下面的图解（见图7-15～图7-17）。

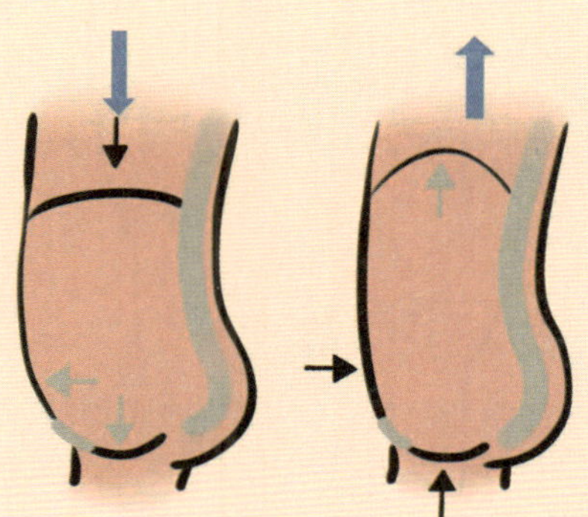

图7-15　呼吸运动（吸气盆底舒张，骨盆前倾；呼气盆底回弹，骨盆后倾）

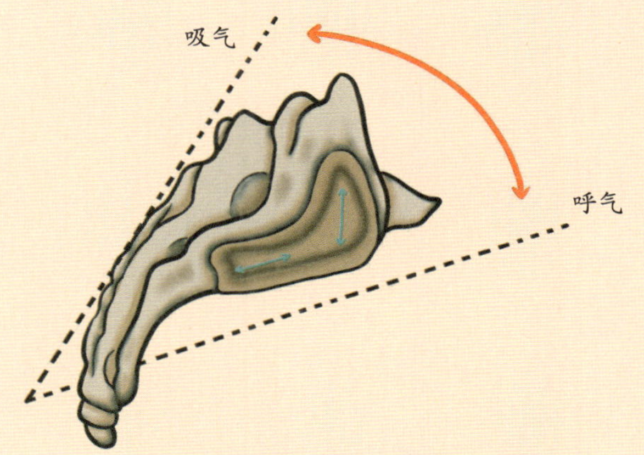

图7-16　呼吸时骶骨运动方向示意图

图片解析：吸气时盆底舒张，骶尾骨向后打开，内脏下移；呼气时盆底回弹，骶尾骨回到原来的位置，内脏归位。

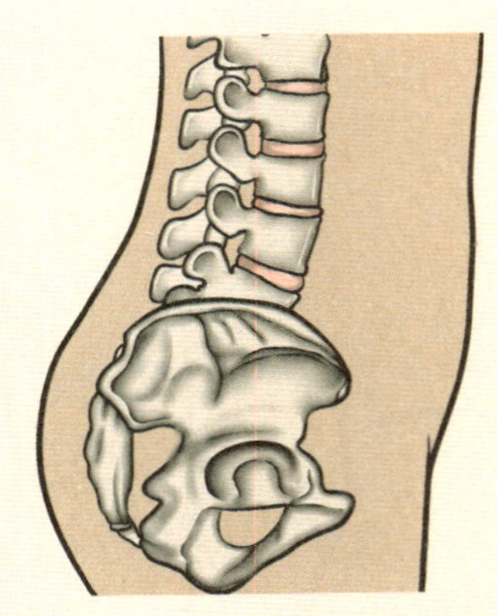

图7-17　脊柱骨盆连接的侧面图

图片解析：脊柱和骨盆是联动的关系，骨盆在运动时会带动腰椎运动、腰椎与盆底连接肌肉的运动，帮助腰背肌和臀肌的活动。

第八章

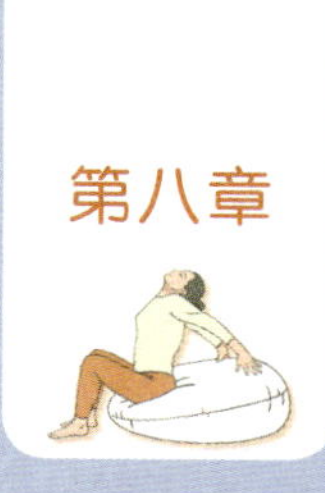

胸廓出口呼吸训练

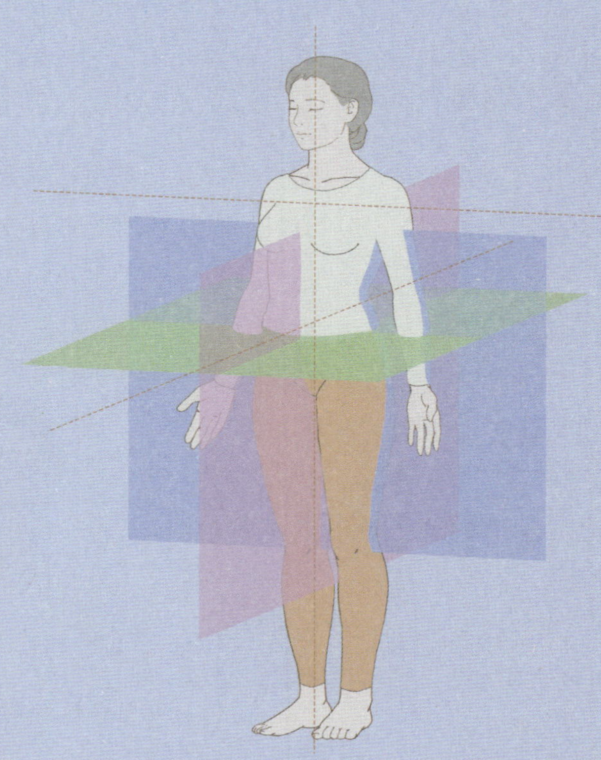

元宝妈妈：薇薇老师，我经常觉得呼吸时有些费力，医生触诊颈根部胸腔出口肌肉僵硬，锁骨下面的肌肉僵硬固定，自觉颈肩部不适，我身体出了什么问题呢？

薇薇老师：可能是异常呼吸模式、情绪紧张、身体姿势异常造成胸廓出口的组织紧张。

元宝妈妈：我需要怎么做呢？

薇薇老师：我们需要进行胸廓出口相关的呼吸训练，放松胸廓出口组织，以免进一步加重胸廓出口的紧张，造成病情加重，出现颈肩手臂的疼痛麻木和功能障碍。

元宝妈妈：我能怎么做呢？

薇薇老师：我们先调整呼吸模式，然后进行针对胸廓出口的呼吸训练，逐渐缓解胸廓出口组织的紧张。让我们一起来感受胸廓出口呼吸训练的神奇之力吧！

一、基础呼吸模式调整

首先调整过度用力或耸肩胸式呼吸优势模式为无张力胸式呼吸模式，再调整为无张力胸腹联合呼吸模式，最后进行胸廓出口呼吸训练。

（一）胸廓出口呼吸训练

动作要领 取标准卧位/坐位/站立位，一侧手轻放于肩部中间位置，做无张力胸腹联合呼吸或无张力胸式呼吸，吸气感受肩部放松轻微膨隆感，呼气放松（见图8-1），此动作也可以检测呼吸时是否耸肩。

练习频次 10次呼吸为1组，可重复练习或者练习到肩部完全放松下来，再换另一侧。

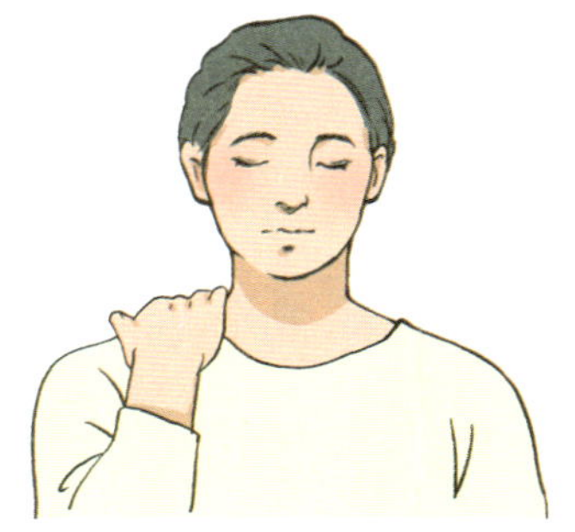

图8-1 胸廓出口呼吸训练手的放置

（二）前开后合呼吸训练

动作要领 取标准坐位，坐在气垫/瑜伽砖/瑜伽枕上，做无张力胸腹联合呼吸或无张力胸式呼吸，吸气让气流轻柔膨隆开胸腔前上部，同时双手臂外展上举向后伸直，张开五指有力地放置于气垫/瑜伽砖/瑜伽枕上，呼气弓背，双手臂自然下垂（见图8-2）。

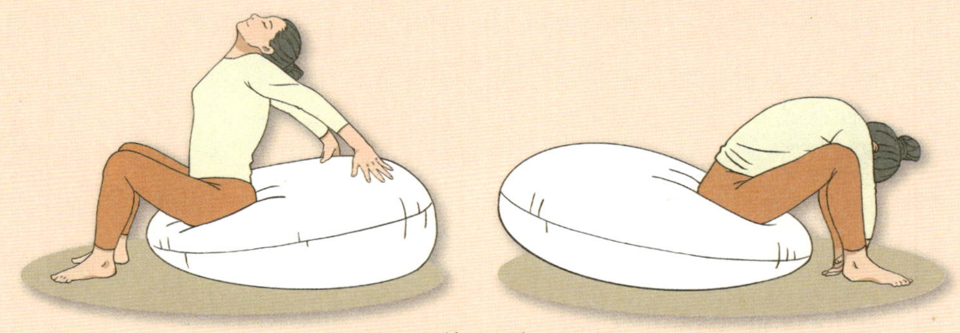

图8-2 前开后合呼吸法

练习频次 5次呼吸为1组，3组为1次，每日1～2次。

二、神经血管束松解训练

锁骨下间隙呼吸训练

动作要领 取坐立位，手指指腹轻触锁骨下肌，引导气流至该部位，进行无张力胸式呼吸（见图8-3）。

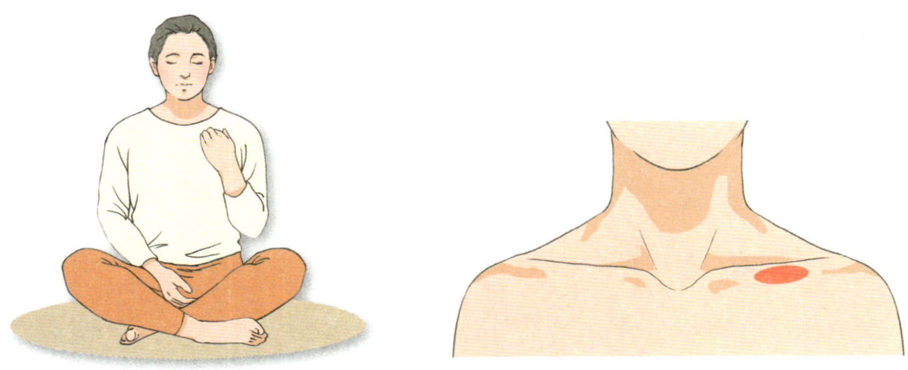

图8-3 锁骨下肌呼吸法

练习频次 10次呼吸为1组，可重复练习或者练习到锁骨下肌完全放松下来，再换另一侧，每日1～2次。

三、关键肌群协调训练

（一）肋间肌呼吸训练

动作要领 锁骨下肌松解后，依次触摸肋骨中间的肌肉，手指放于肌肉紧张处，引导呼吸气流到该部位，进行无张力胸式呼吸（见图8-4）。

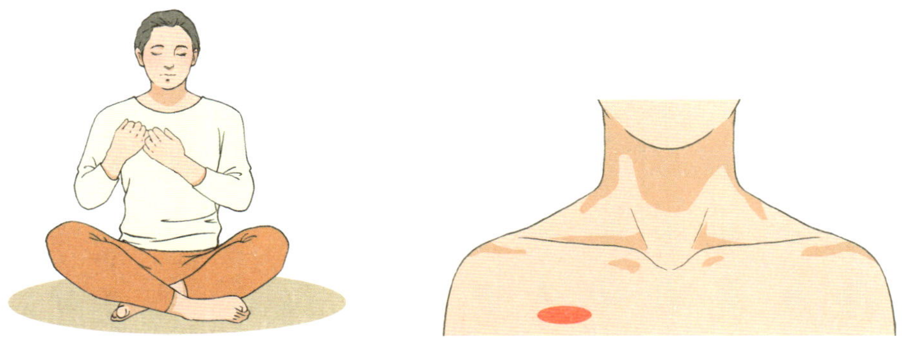

图8-4 肋间肌呼吸法

练习频次 10次呼吸为1组，可重复练习或者练习到紧张的肌肉完全放松下来，逐渐松解后再换另一侧，一日1～2次。

（二）斜角肌-膈肌协同呼吸训练

动作要领 在双侧锁骨上中后方，触摸到有像石板或者树根样紧张的肌肉，引导呼吸气流至小红点的位置，吸气轻柔膨隆该部位，呼气张嘴放气，可同时进行双侧呼吸训练或单侧呼吸训练（见图8-5）。

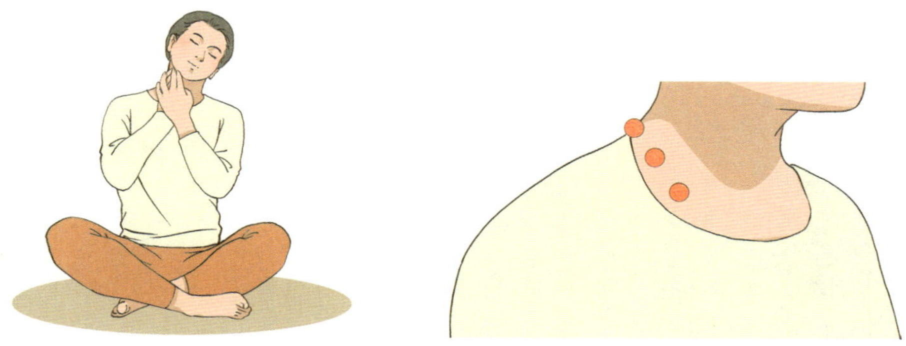

图8-5 斜角肌呼吸法

练习频次 每处3～5次呼吸，过于紧张的部位可以重复呼吸训练至放松，每日1～2次。

（三）胸锁关节呼吸训练

动作要领 头偏向一侧，手指触摸到下图红点的位置，做无张力胸式呼吸，引导呼吸气流至红点位置（见图8-6）。

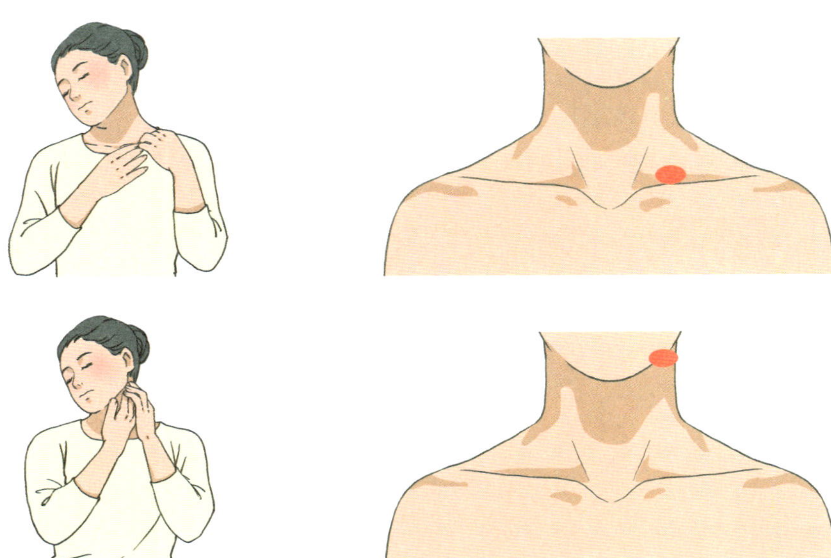

图8-6　胸锁乳突肌呼吸法

练习频次　反复呼吸至感觉组织变软，再换另一侧，每日1～2次。

专业知识小贴士

1. 胸廓出口包括哪些组织呢?

答：解剖学家将胸廓开口或上胸廓定义为胸入口，认为它是空气和食物的通过口；临床医生将其定义为胸廓出口，强调血管的通过。上胸廓由胸骨、前两根肋骨和锁骨之间的关节组成；锁骨和前两根肋骨分别涉及肩胛骨和前两个胸椎。肌肉包括斜方肌、斜角肌、锁骨下肌和胸小肌。不同的血管神经和内脏结构横跨该区域。臂丛神经的下干与锁骨下动脉、锁骨下静脉共同穿过胸廓出口的斜角肌间隙，该间隙由前斜角肌、中斜角肌与第一肋骨围成。胸廓出口水平的筋膜分别覆盖胸部的浅深筋膜。胸浅筋膜覆盖胸部肌肉，并与外侧后肌组织连接。

2. 胸廓出口紧张可能出现问题，会有什么表现呢?

答：比较轻微的仅仅表现为局部的肌肉紧张、呼吸不畅、疼痛、肩部组织增厚，严重者可能出现胸廓出口综合征或部分内脏器官的功能障碍。

3. 胸廓出口呼吸训练有什么意义呢?

答：从局部来讲，可以治疗肩颈的疼痛不适及头肩颈的位置，调整体态；从神经调控目的来讲，可以调整膈神经及颈部交感神经的功能，进一步调整内脏交感神经功能；从整体结构上来讲，可以进一步协调膈肌、盆底肌，帮助躯体的功能协调与代谢正常。

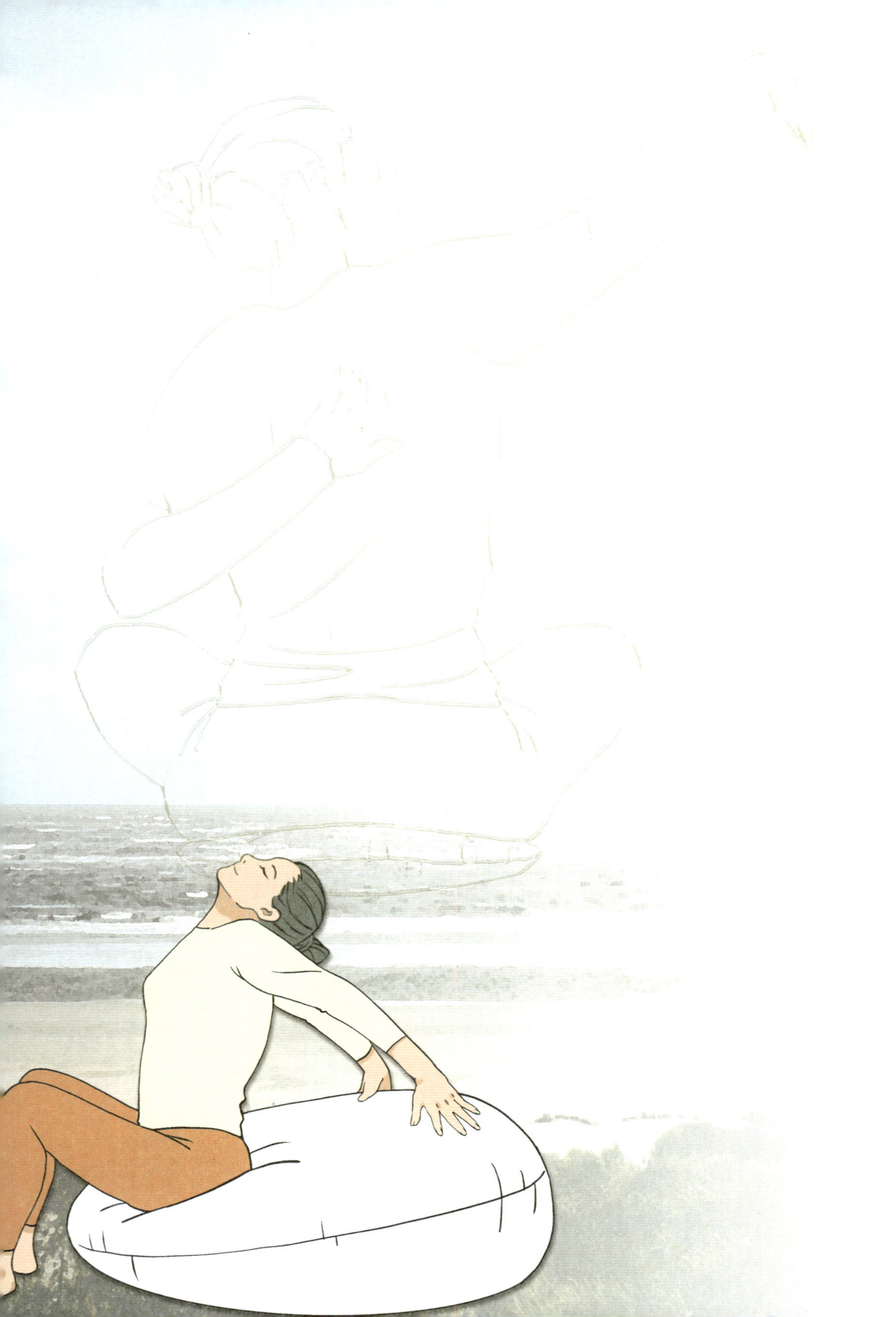

第九章

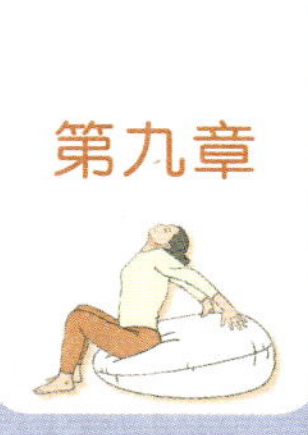

舌骨肌群复合体呼吸训练

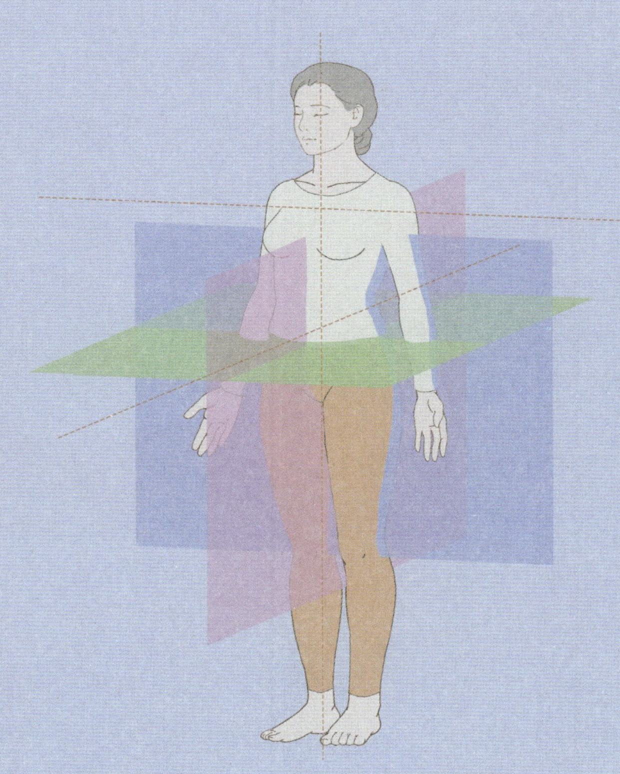

元宝妈妈：我经常头部前伸，颈部不舒服，还经常打鼾，这是什么原因呢？

薇薇老师：有一种可能的原因是全身力学异常影响了舌肌复合体（舌头及相关联的肌肉群）及相关胸廓出口肌群、颈部肌群等，由这几个肌群的不协调运动导致的功能障碍。

元宝妈妈：我能怎么做呢？

薇薇老师：跟着我们一起感受舌肌复合体呼吸训练的神奇之力吧！

一、舌肌复合体坐位训练

（一）舌肌复合体训练坐位起始体位

动作要领 起始体位，取标准坐位，舌尖自然放置于上牙后缘，舌体放置于上颚；开放呼吸气道，提升舌部肌筋膜。调整颈椎上颈段至正常生理弧度，头部自然伸直，调整头前伸异常状态，肩部调整至正常位置（见图9-1）。

练习频次 10次呼吸为1组，做3组，每天1次或按需训练。

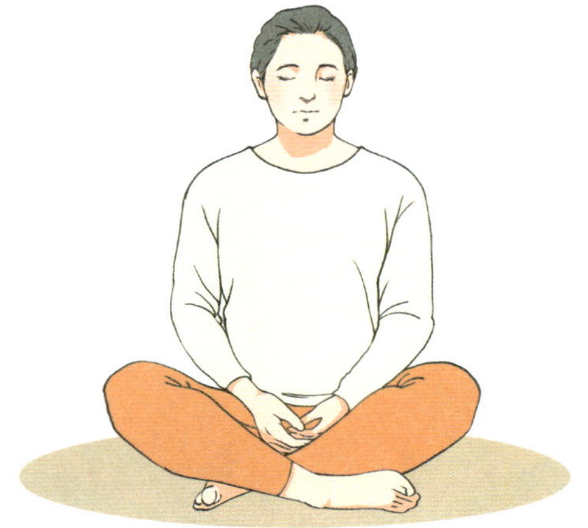

图9-1　舌肌复合体训练坐位起始体位

（二）坐位舌肌复合体基础呼吸训练

动作要领 取坐位起始体位，双手掌面轻托前上颈部，吸气气流轻柔向上，感受舌肌复合体/舌、下颏下缘及前侧颈部随着呼吸像潮汐一样放松地向上轻柔运动，呼气时向下回到起始位置，反复感受深部组织上下运动的感觉，感受该部位放松的感觉（见图9-2）。

练习频次 10次呼吸为1组，做3组，每天1次或按需训练。

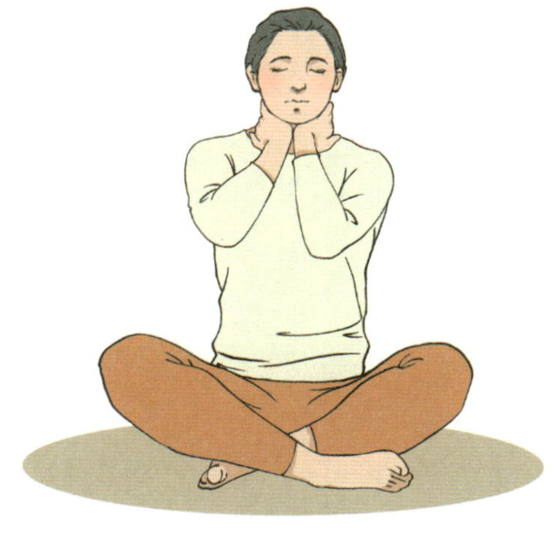

图9-2 坐位舌肌复合体基础呼吸训练

（三）坐位舌肌复合体矢状面呼吸训练

动作要领 取坐位起始体位，一侧中指置于下颏，另一侧中指轻触额头上缘，做头部前后方向滚动的呼吸运动，吸气时一侧中指向上用最小的力量轻柔牵拉额头，呼气时对侧中指轻触下颏向下运动（见图9-3）。

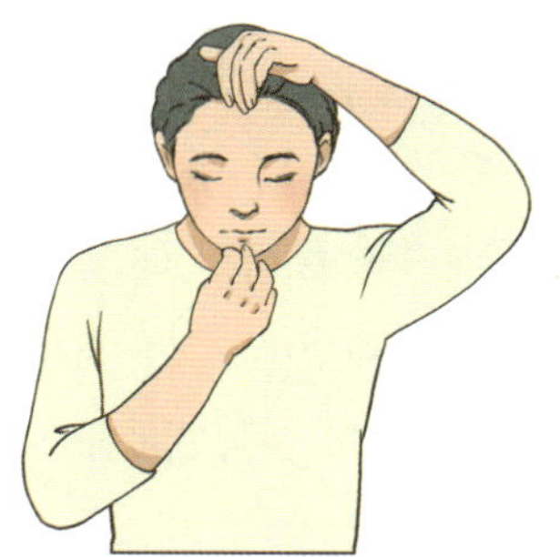

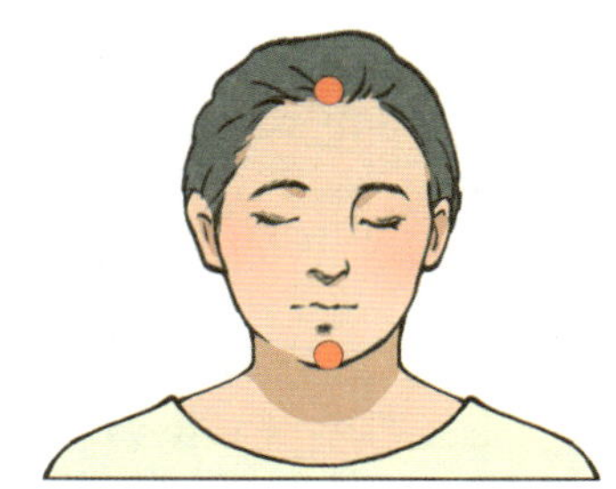

图9-3 坐位舌肌复合体矢状面呼吸训练

练习频次 10次呼吸为1组，做3组，每天1次或按需训练。

（四）坐位颈部前侧呼吸放松训练

动作要领 取坐位起始体位，单手呈C形轻触颈前部皮肤，使用鼻孔前侧呼吸法轻柔吸气向颈前部，感受气流轻柔膨胀颈前部，呼气回弹，回到起始位置（见图9-4）。

练习频次 10次呼吸为1组，做3组，每天1次或按需训练。

（五）坐位颈部后侧呼吸放松训练

动作要领 取坐位起始体位，单手呈C形轻触颈后部皮肤，使用鼻孔后侧呼吸法轻柔吸气向颈后部，感受气流轻刷过后颈部，呼气回弹，回到起始位置（见图9-5）。

练习频次 10次呼吸为1组，做3组，每天1次或按需训练。

（六）坐位颈部侧面呼吸放松训练

动作要领 取坐位起始体位，单手呈C型轻触颈部左侧，轻柔引导呼吸向左侧颈部，逐渐从内到外放松颈部肌群，感觉气流从舌根到左侧颈部流动，呼气回弹，回到起始位置。训练结束后交换至右侧（见图9-6）。

练习频次 10次呼吸为1组，做3组，每天1次或按需训练。

（七）坐位睡8字舌肌呼吸训练

动作要领 取坐位起始体位，吸气用下巴画睡8字向一侧，呼气画完另外一半睡8字，感受双侧下颌角紧张度的伴随变化。顺逆时针交替

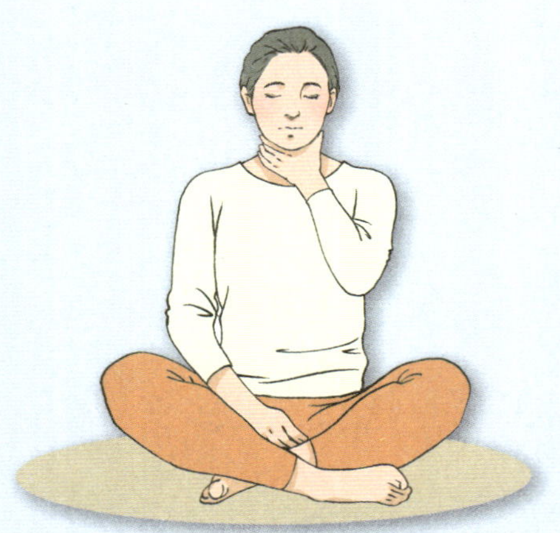

图9-4 坐位颈部前侧呼吸放松训练

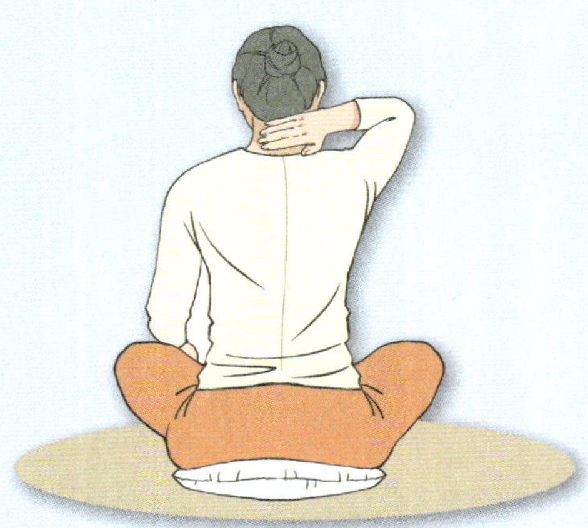

图9-5 坐位颈部后侧呼吸放松训练

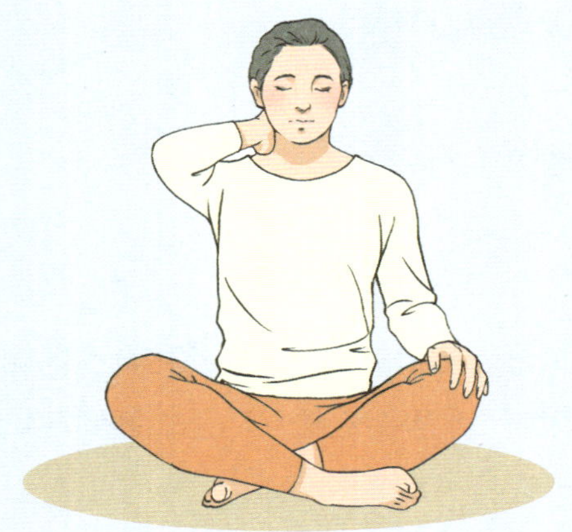

图9-6 坐位颈部侧面呼吸放松训练

训练（见图9–7）。

练习频次 10次呼吸为1组，做3组，每天1次或按需训练。

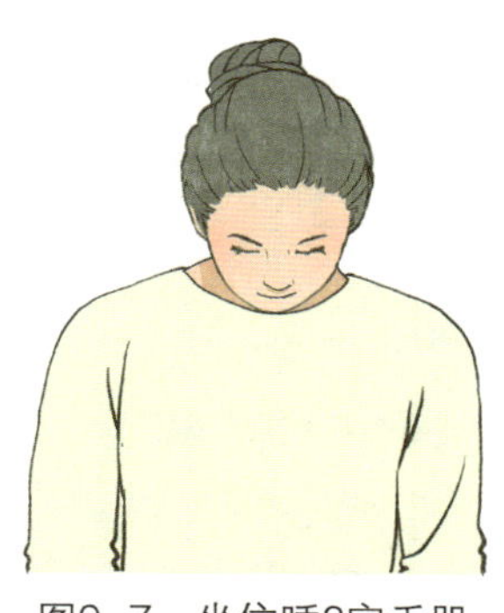
图9–7 坐位睡8字舌肌呼吸训练

二、舌肌复合体四足跪位训练

（一）舌肌复合体四足跪位呼吸训练基础体式

动作要领 行四足跪位基础体式，吸气时舌头轻轻往舌根处轻柔后坠，以不堵塞呼吸道为度，呼气时舌头回到起始位置（见图9–8）。

练习频次 5次呼吸为1组，3组为1次，每日1～2次；训练熟练后，呼气时可以伸长舌头至极限位置进行训练，保持30秒，3组为1次，每日1～2次。

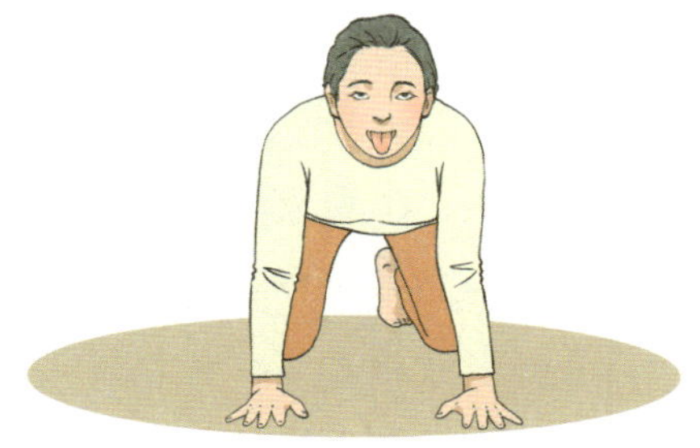
图9–8 舌肌复合体四足跪位呼吸训练基础体式

（二）舌肌复合体四足跪位呼吸训练加强版

动作要领

（1）吸气舌根轻柔后坠，呼气伸长舌头至极限位置，眼睛向上看，自觉舌根部酸胀不适感。

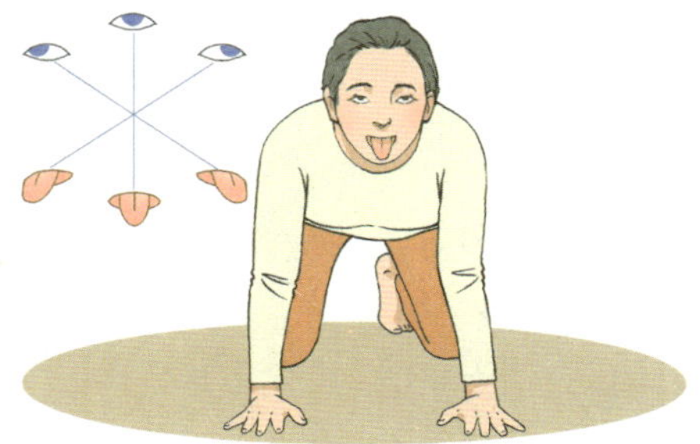
图9–9 舌肌复合体四足跪位呼吸训练加强版

（2）吸气舌根后坠，呼气舌头向左下45°伸长至极限位置，眼睛斜向右上45°看，让舌头与眼睛呈一条直线，存在舌肌复合体及周围组织功能障碍者，会自觉右侧舌根部及右侧颈部筋膜或者右侧眼外侧酸胀不适感。双侧交替训练（见图9–9）。

练习频次 每次保持30秒，3次为一组，一日1～2次。

专业知识小贴士

1. 什么是舌肌复合体呢?

答：舌肌复合体即舌头的肌肉复合体，包括舌内肌、舌外肌，位于舌部及其周围。

2. 舌肌复合体的作用?

答：舌肌复合体可帮助舌头运动、吞咽、言语和呼吸，改变与声道或颅骨的相对位置，帮助头—颈—肩部的力学平衡，协助呼吸及膈肌、盆底的活动。

3. 舌肌与呼吸的关系?

答：①舌头的神经接收来自膈肌和肋间肌两个重要呼吸肌的大量神经突触前冲动；②在规律的呼吸中，舌肌和口腔底的其他肌肉在膈肌收缩之前，参与膈肌电活动的协调；③膈肌与全身组织都有连接，上与舌肌复合体相连，并提供呼吸所需的动力；④吸气时呼吸中枢激活第十二对脑神经使舌向后缩，同时膈肌降低，腹部肌肉收缩（防止膈膜过度向前运动），背部深部肌肉电活动减少，盆底肌放松。

4. 舌肌复合体功能障碍会导致身体出现什么问题呢?

答：舌肌复合体的不正确位置限制了体液的生理运动，对各种局部和全身的神经和内分泌免疫反应产生负面影响。随着时间的推移，这种躯体功能障碍可能导致与心理相关的问题，如焦虑或抑郁。

舌肌复合体相关的许多功能障碍，不仅影响身体局部（颈部），而且会对整个身体系统产生负面影响。

创伤性适应会导致舌功能的不良后果，可能是由于舌肌复合体与颈椎束、胸廓出口、舌骨的肌肉和神经连接。

颈椎和头部存在屈伸能力障碍会对颞下颌关节的运动产生负面影响；下颌骨功能障碍改变了舌的位置和功能。同样的身体姿势使舌头产生足够压力以充分完成吞咽动作的能力；后一种作用也受颌骨和舌骨在口颌和颅颈系统完美的肌肉–关节平衡中的运动影响。功能失调的肌肉区域可导致局部或远处功能障碍，因此，功能受限的舌肌复合体可通过口咽、颈下颌和胸舌道的肌肉连接引起颈椎通道的躯体症状。

舌头有一个系统效应，因为它是身体系统的一个组成部分。像任何肌肉区域一样，舌头可以根据存在的刺激增加体积（肥大）或减少体积（萎缩），包括生理的和非生理的；与其他骨骼肌一样，特定的语言运动可以改善舌头的生理功能。

5. 舌肌复合体呼吸训练技术适应证有哪些?

答：一切与舌肌功能障碍相关的疾病，包括头肩颈和舌肌局部功能障碍、舌肌复合体相关的颈椎通道的躯体症状、阴道前壁膨出、盆底肌紧张、膈肌功能障碍、体态异常及代谢异常。

6. 怎样自测自己的舌肌复合体是否正常?

答：①正常情况下嘴巴没有吸住东西的感觉或者动作；②能完成正常的唾液吞咽动作；③完美的牙齿咬合；④易于双唇密封；⑤鼻腔呼吸；⑥正确的身体姿势。

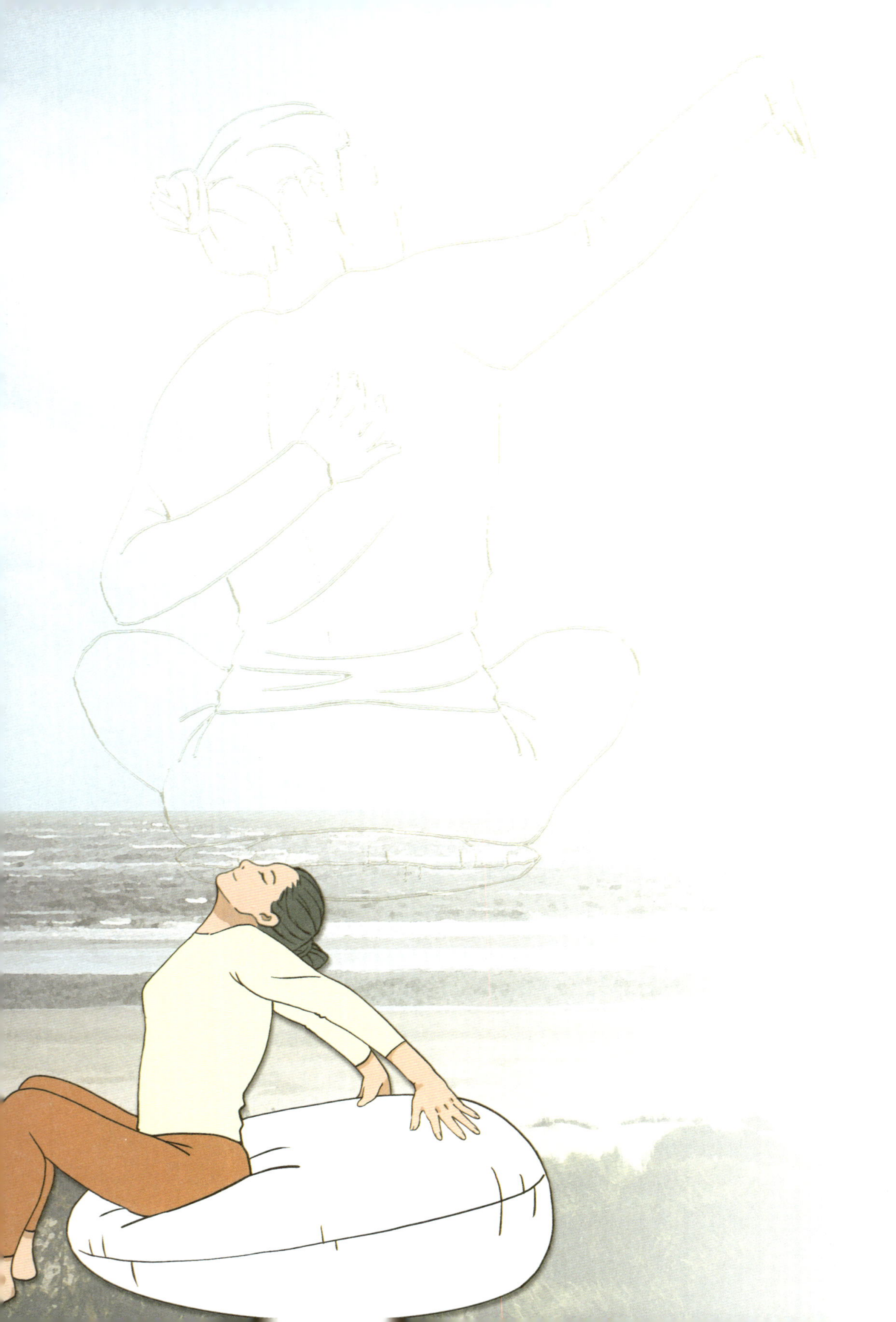

第十章

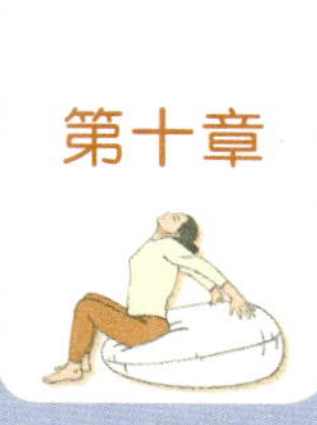

足部反射区呼吸训练

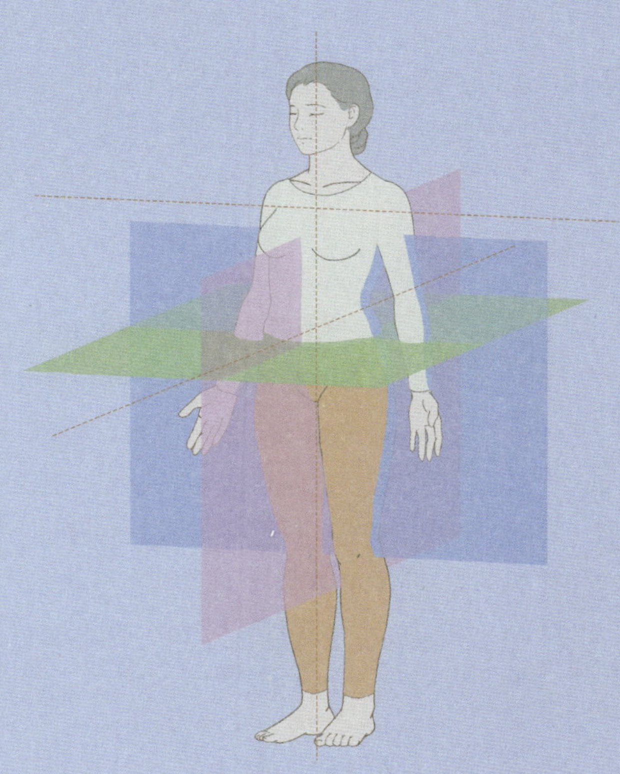

元宝妈妈：薇薇老师，我经常双脚冰冷，冬天必须用热水袋来捂热双脚，就算夏天双腿也是冰冷的，这个问题困扰我很多年了，这是怎么回事呢？

薇薇老师：这说明我们可能存在下肢循环不良的问题，我们可以通过呼吸力学的调节，帮助改善下肢血液循环。

元宝妈妈：我能怎么做呢？

薇薇老师：让我们一起来感受足部呼吸法的神奇力量吧！

一、卧位足底呼吸训练

动作要领 仰卧于地面，使用无张力腹式/胸腹联合呼吸法，感受吸气气流/压力依次流经胸腔—腹腔—盆底—涌泉穴，脚底中心柔软膨隆，呼气脚心回弹（见图10-1）。

练习频次 10次呼吸为1组，3～5组为1次，每天1次或按需训练。

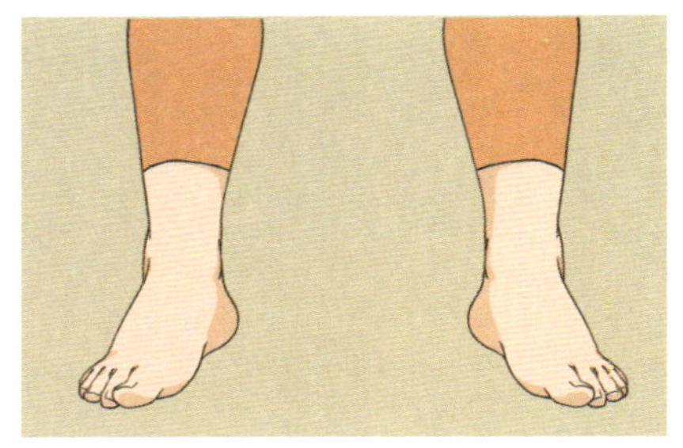

图10-1　卧位足底呼吸训练

二、坐位足底呼吸训练

动作要领 取标准坐位坐于板凳上，调整板凳高度，保持屈髋屈膝90°，做无张力腹式/胸腹联合呼吸法，感受吸气时气流/压力依次流经胸腔—膈肌—腹腔—盆底—涌泉穴，脚底中心柔软膨隆，呼气脚心回弹（见图10-2）。

练习频次 10次呼吸为1组，3～5组为1次，每天1次或按需训练。

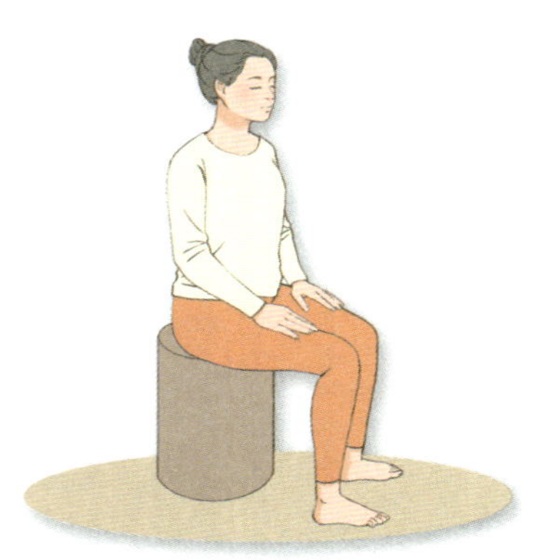

图10-2　坐位足底呼吸训练

三、站立位足底呼吸训练

动作要领 单脚站立于瑜伽砖上，调整踝关节、膝关节、骶髂关节至一条直线，让力的传导从足底到骨盆。吸气时气流/压力依次流经胸腔—膈肌—腹腔—盆底—涌泉穴，呼气时脚心回弹。也可以双脚站立，双脚分开与肩同宽，闭眼站立，吸气时感受气流/压力下沉至足底，呼气时脚心回弹（见图10-3）。

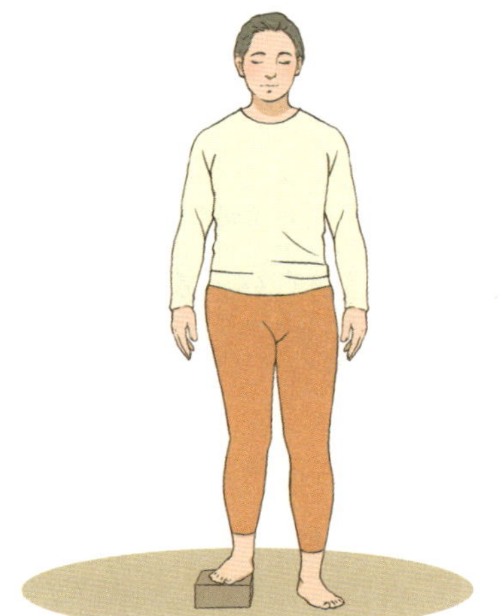
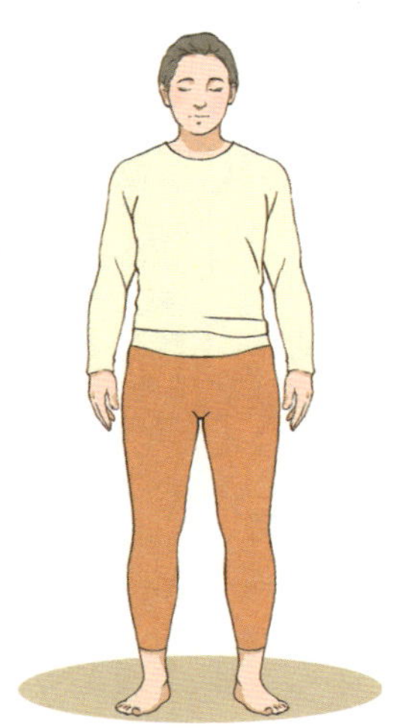

图10-3 单脚/双脚站立位足底呼吸训练

练习频次 10次呼吸为1组，1～2组为1次，每天1次或按需训练。

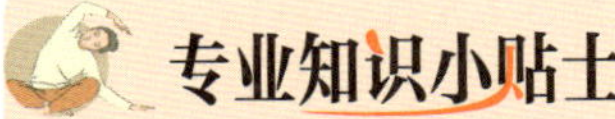

专业知识小贴士

1. 双下肢冰冷的先天原因？

答：首先，考虑血液循环因素导致下肢发凉。其次，下肢血管疾病、腰椎疾病等多种疾病因素都可以导致患者下肢发凉。最后，对冷刺激敏感的女性，其下肢远端（如足部）皮肤微血管对肾上腺素能受体激动剂的收缩反应显著增强，可能与局部交感神经活性上调或受体密度增加有关。

综上，下肢冰冷在多个层面上（如神经递质合成和释放、Ca^{2+}稳态、肾上腺素能受体功能、血管平滑肌收缩能力）受到影响。

2. 呼吸与下肢温度的关系?

答：呼吸调节下肢温度的机制目前是不明确的，一个原因可能是与呼吸调节交感神经递质释放、促进组织细胞物质代谢等有关。感受冷的受体存在于呼吸道及血管平滑肌中，可能通过呼吸过程调节血管平滑肌，从而影响血管的舒缩功能。

另一个可能的原因是通过呼吸帮助调节身体的筋膜张力，调整体态及肌筋膜的张力和弹性，恢复核心组织功能，从而帮助调整髋部及下肢排列，促进下肢血液循环与营养的恢复，从而帮助提高下肢温度。

3. 单纯运用足部呼吸法能达到很好的效果吗?

答：我们需要在习得良好的无张力腹式呼吸、无张力胸式呼吸、无张力胸腹联合呼吸的基础上，再进行足部呼吸法才能获得更好的效果，如果能掌握身体的链条呼吸训练就更容易达到身体的平衡。

第十一章

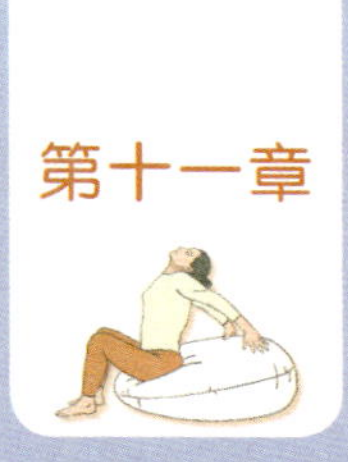

半风箱式呼吸训练

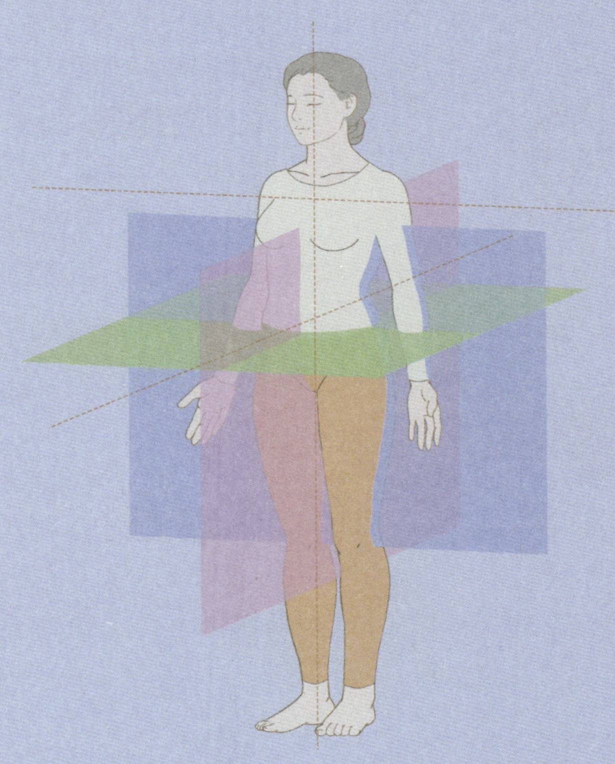

元宝妈妈：薇薇老师，我右侧腰痛，感觉右边的躯干比左边小，按摩师告诉我，我的腰肌一边很强壮，一边瘦小松软，这是什么原因呢？

薇薇老师：可能您身体的重心偏在一边，或者呼吸的气流更多偏向肌肉强壮的那边。

元宝妈妈：我能怎么做呢？

薇薇老师：您可以通过半风箱呼吸法进行训练，帮助疲弱的一边像吹气球一样膨胀起来，让我们一起来感受半风箱呼吸训练的神奇之力吧！

一、坐位半风箱呼吸训练法

动作要领 取标准坐位，以疲弱的一侧为重点，做鼻孔中柱呼吸法，让气流从疲弱侧鼻孔进入胸腔，360°膨隆该侧胸腔—腹腔—盆腔，呼气盆腔—腹腔—胸腔回弹（见图11-1）。

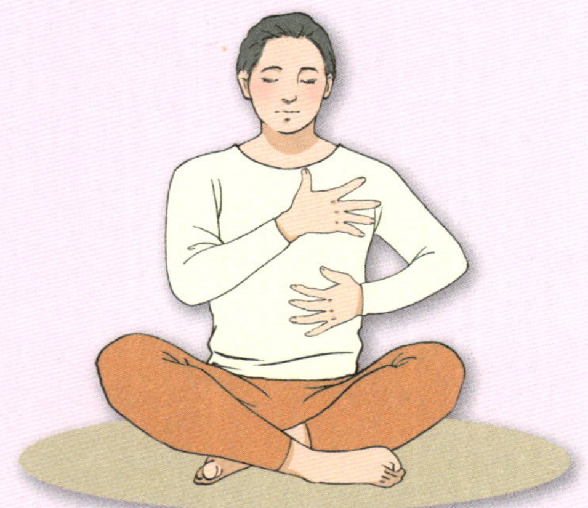

图11-1 坐位半风箱呼吸训练法

练习频次 10次呼吸为1组，每天1～2次或按需训练。要想获得长久的效果，需要坚持训练半风箱呼吸训练法，再加上重心调整。

二、侧卧位半风箱呼吸训练法

动作要领 取侧卧位，疲弱的一侧在上，做鼻孔中柱呼吸法，让气流从疲弱侧鼻孔进入胸腔，360°膨隆该侧胸腔—腹腔—盆腔，呼气时盆腔—腹腔—胸腔回弹（见图11-2）。

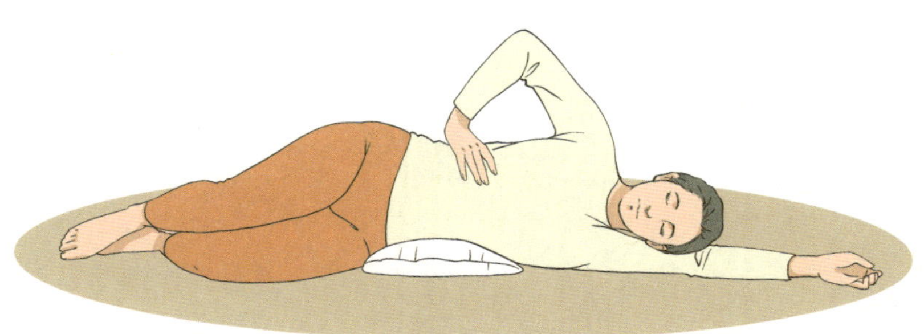

图11-2　侧卧位半风箱呼吸训练法

练习频次　10次呼吸为1组，一天1～2次或按需训练。要想获得长久的效果，需要坚持训练半风箱呼吸训练法，再加上重心调整。

三、仰卧位半风箱呼吸训练法

动作要领　取标准仰卧位，以疲弱的一侧为重点，做鼻孔中柱呼吸法，让气流从疲弱侧鼻孔进入胸腔，360°膨隆该侧胸腔—腹腔—盆腔，呼气时盆腔—腹腔—胸腔回弹（见图11-3）。

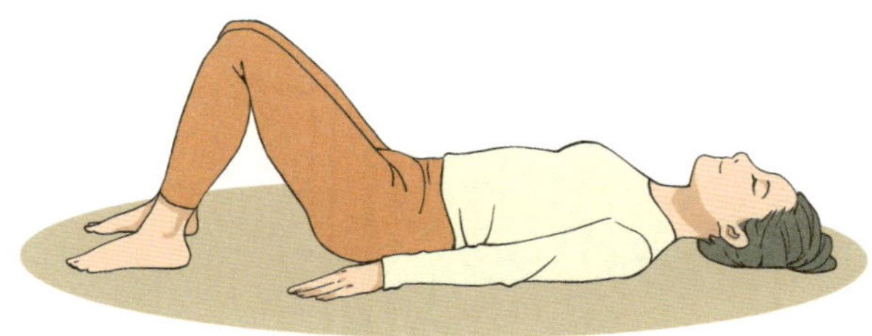

图11-3　仰卧位半风箱呼吸训练法

练习频次　10次呼吸为1组，每天1～2次或按需训练。要想获得长久的效果，需要坚持训练半风箱呼吸训练法，再加上重心调整。

专业知识小贴士

1．身体一侧组织疲弱的原因?

答：先天发育因素及后天姿势异常可导致薄弱侧本体觉下降，进而出现重心偏移，肌筋膜及骨骼没有得到足底—膝盖—骨盆—脊柱—躯干的力学传导，肌肉和肌腱的本体觉没有良好地传导至大脑进行身体的调控，导致附着于骨骼上的肌肉和筋膜没有得到良好的刺激，血液循环、神经调控、组织营养受到影响，进而导致肌肉体积减小，组织力学的调控异常和姿势异常。

2．怎么解决这个问题呢?

答：开始时进行半风箱呼吸法训练，后续坚持进行双侧的鼻孔中柱呼吸训练激活内外核心，同时进行足底到躯干的力学调整及双侧足底压力的均衡调节，才能彻底解决半侧身体疲弱及半侧躯体疼痛的问题。

第十二章

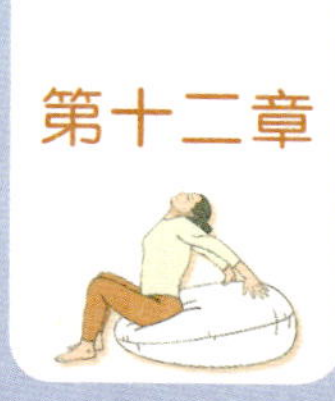

盆腹生物力学呼吸训练的临床应用

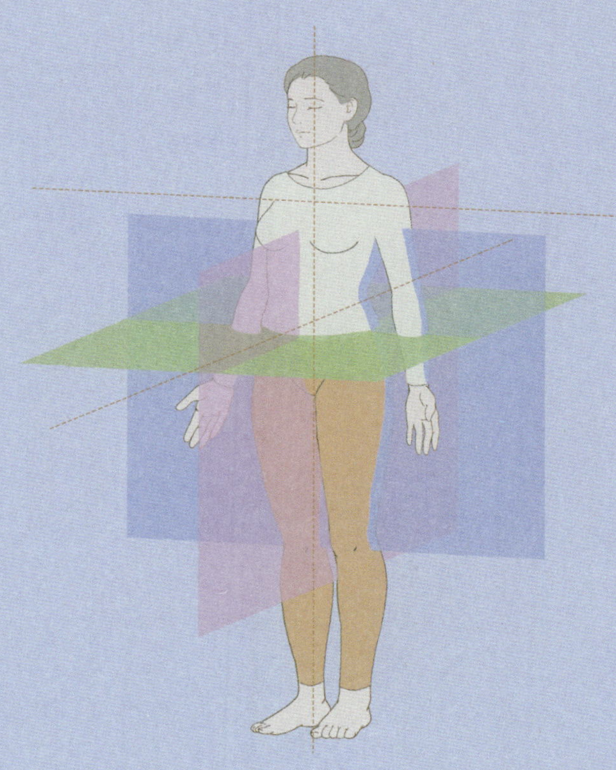

一、盆腔脏器脱垂

呼吸训练步骤见图12-1～图12-5。

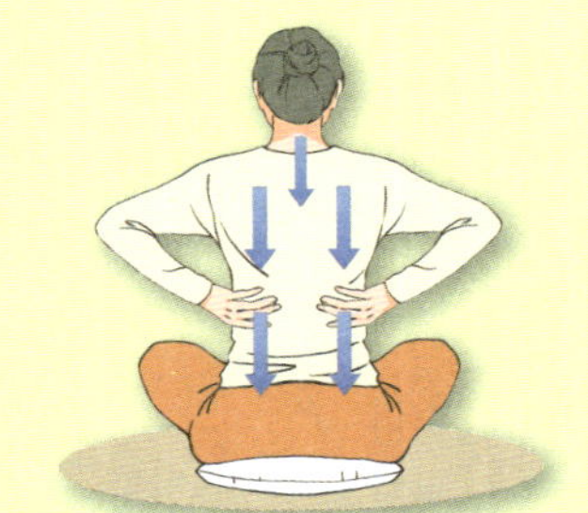

图12-1　第一步　鼻孔后侧呼吸法

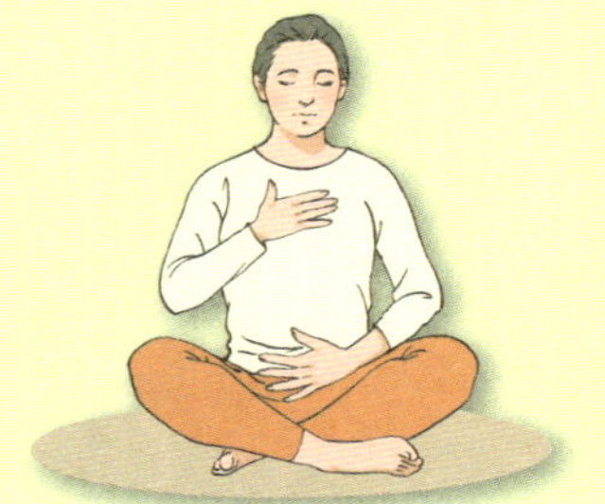

图12-2　第二步　鼻孔前侧呼吸法

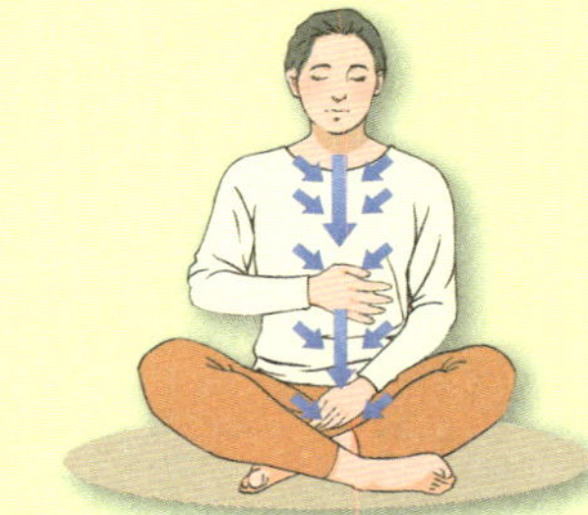

图12-3　第三步　鼻孔内侧呼吸法

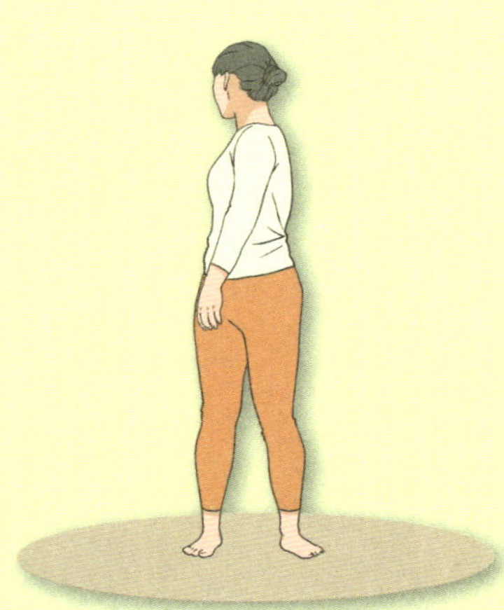

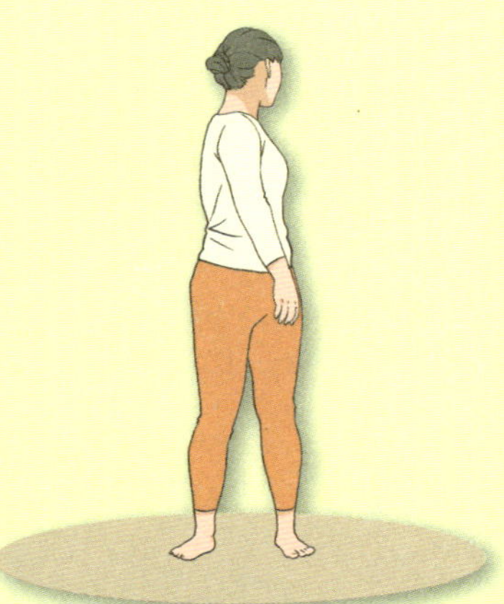

图12-4　第四步　站立位螺旋链呼吸训练法

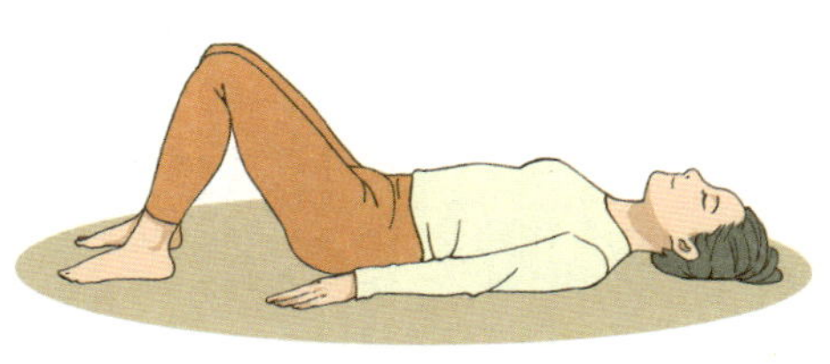

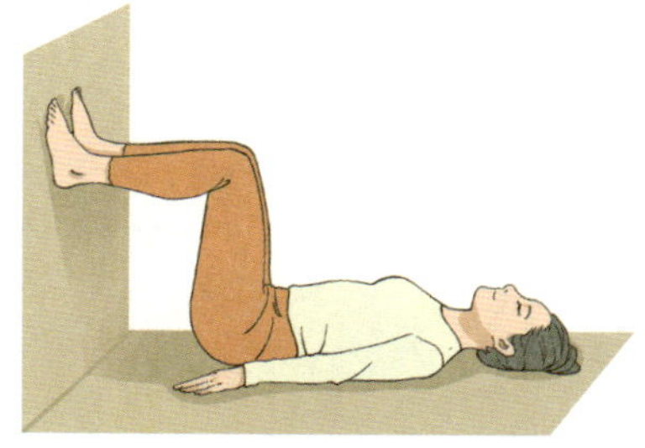

图12-5 第五步 卧位盆底呼吸训练

二、盆腔疼痛、盆底肌僵硬、尿失禁、粪失禁、便秘、盆底肌力差

呼吸训练步骤见图12-6～图12-15。

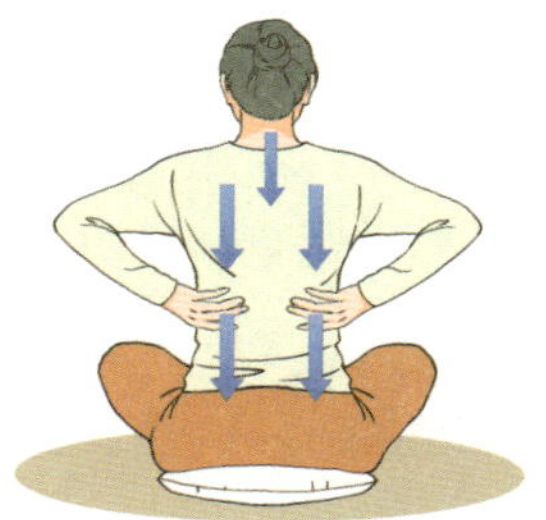

图12-6 第一步 鼻孔后侧呼吸法

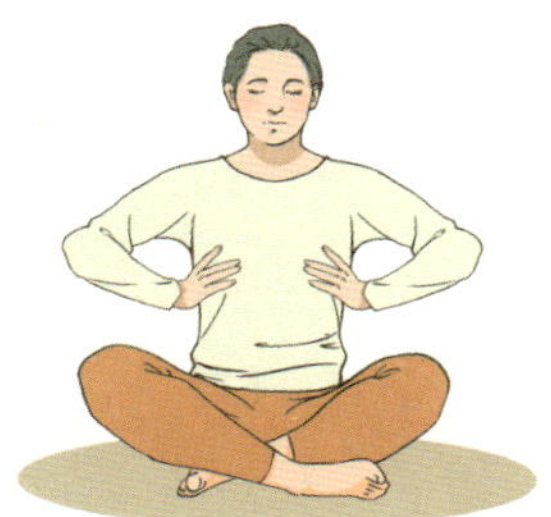

图12-7 第二步 无张力胸式呼吸

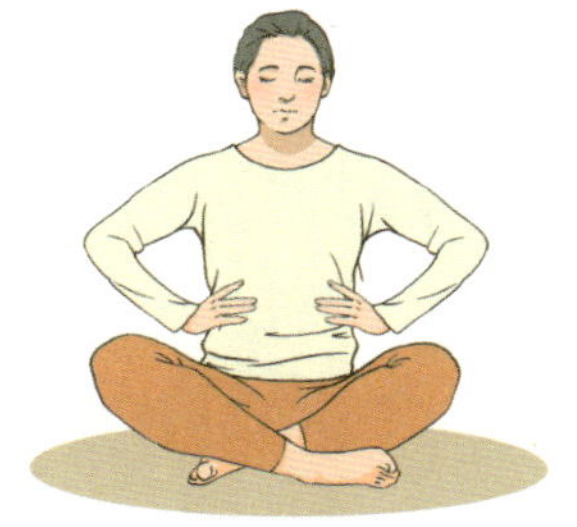

图12-8 第三步 无张力腹式呼吸

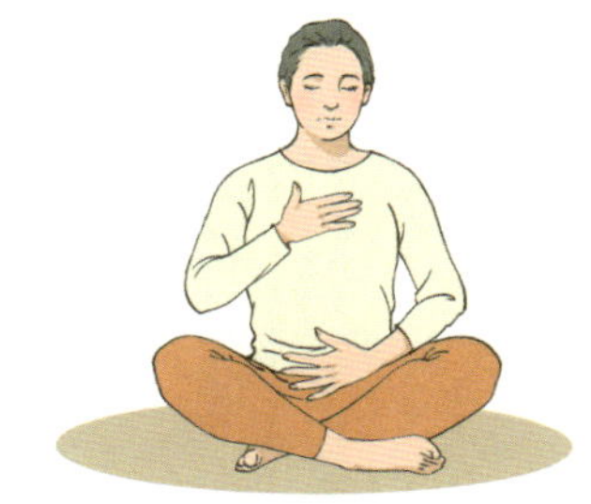

图12-9 第四步 无张力胸腹联合呼吸

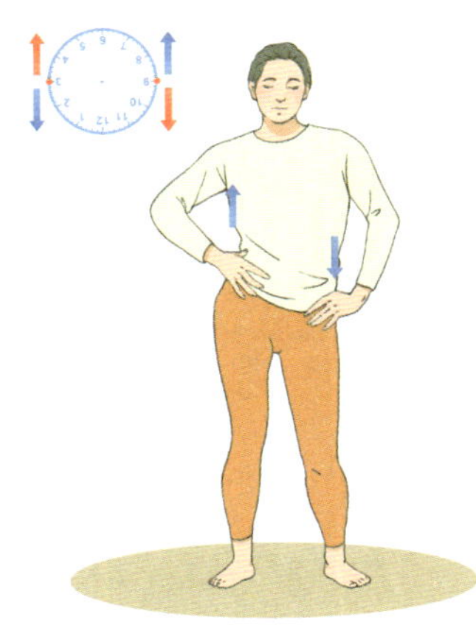

图12-10
第五步　站立位冠状面骨盆时钟呼吸训练

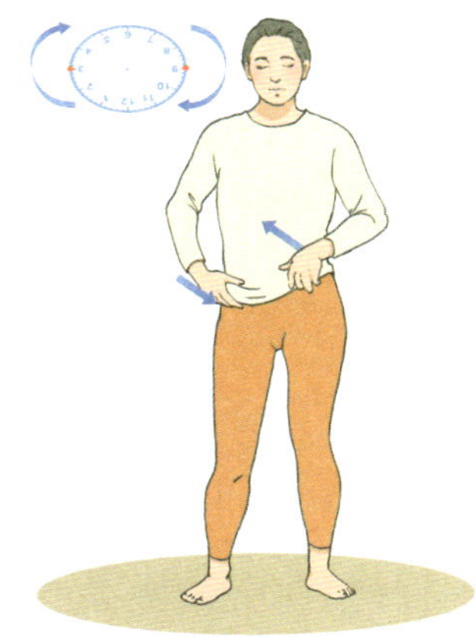

图12-11
第六步　站立位水平面骨盆时钟呼吸训练

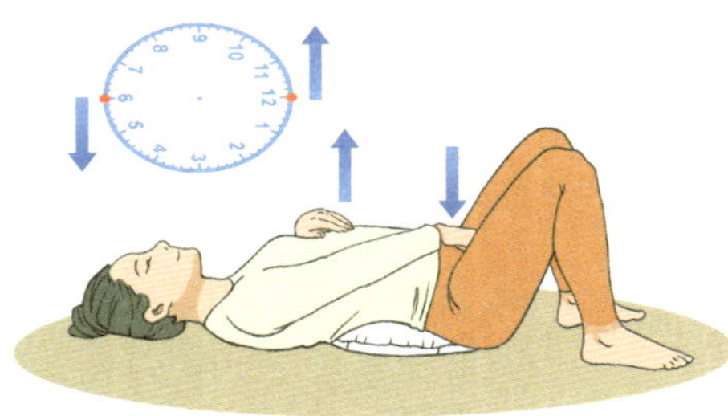

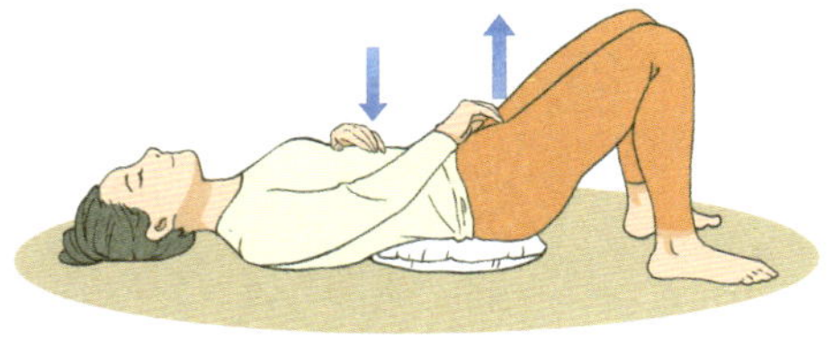

图12-12　第七步　仰卧位矢状面骨盆12点-6点、6点-12点呼吸训练

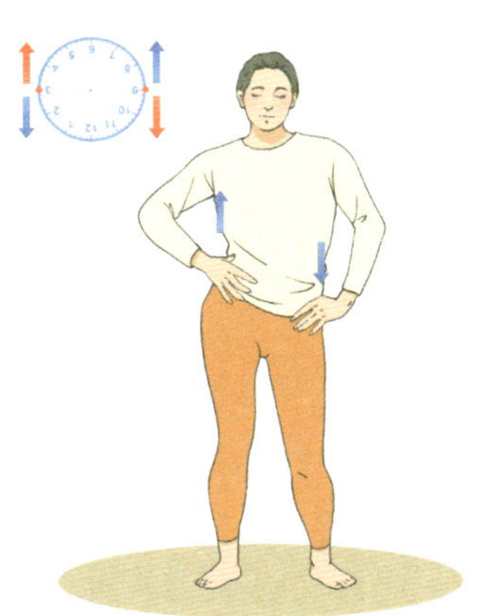

图12-13
第八步　站立位冠状面骨盆时钟呼吸训练

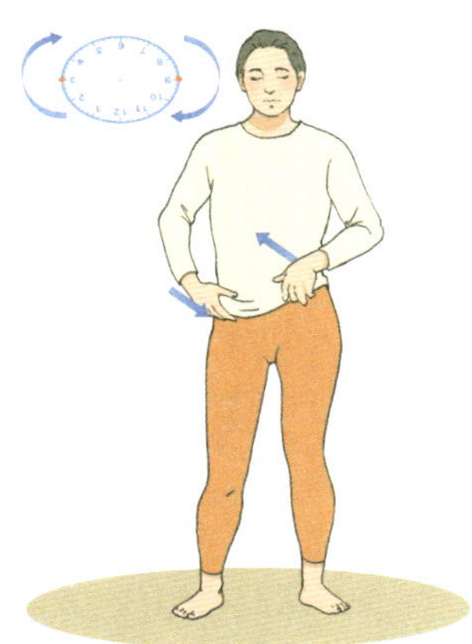

图12-14
第九步　站立位水平面骨盆时钟呼吸训练

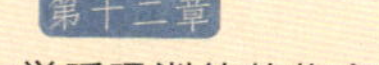

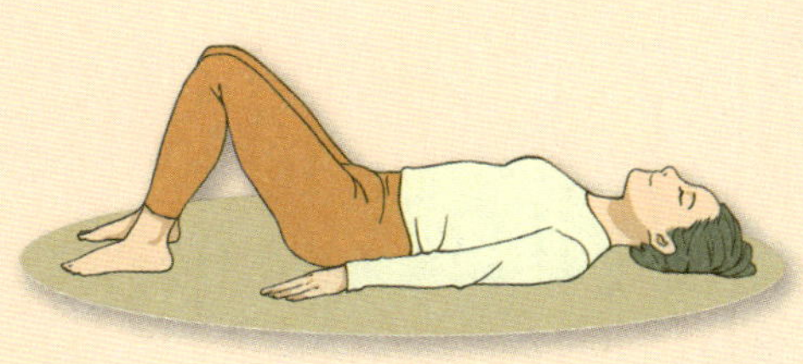

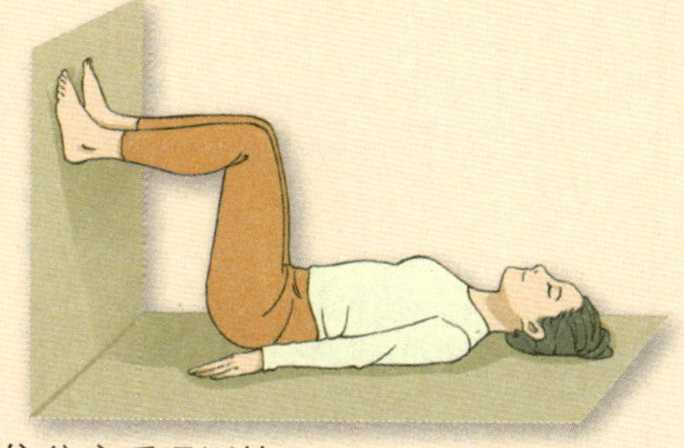

图12-15　第十步　卧位盆底呼吸训练

三、腰骶部疼痛

呼吸训练步骤见图12-16～图12-19。

如果单侧腰痛，可以加做半风箱呼吸训练法。

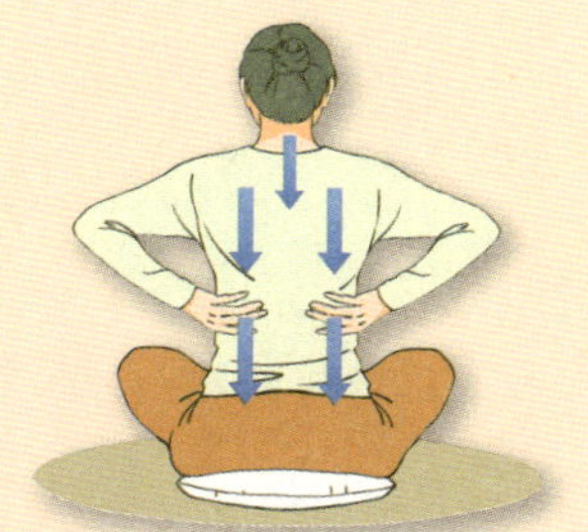

图12-16　第一步　鼻孔后侧呼吸法

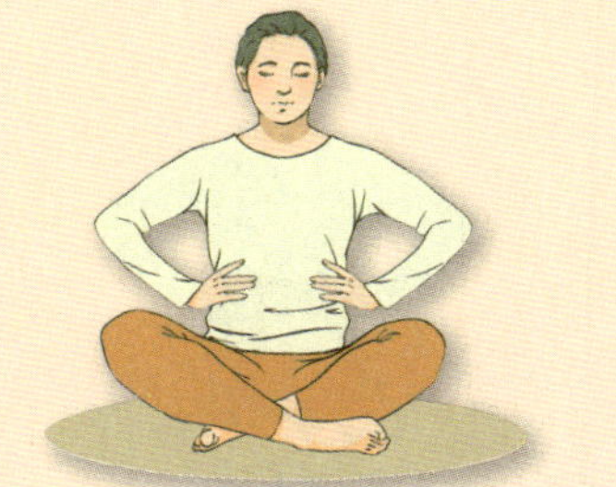

图12-17　第二步　无张力腹式呼吸

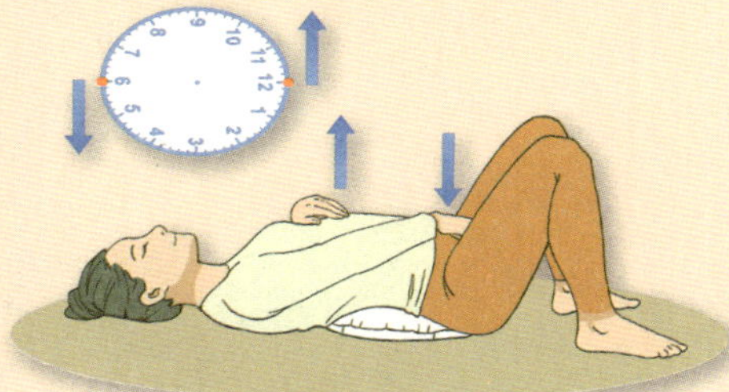

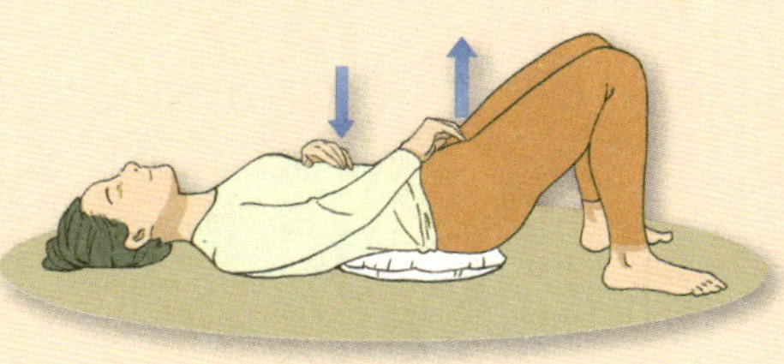

图12-18　第三步　仰卧位矢状面骨盆12点-6点、6点-12点呼吸训练

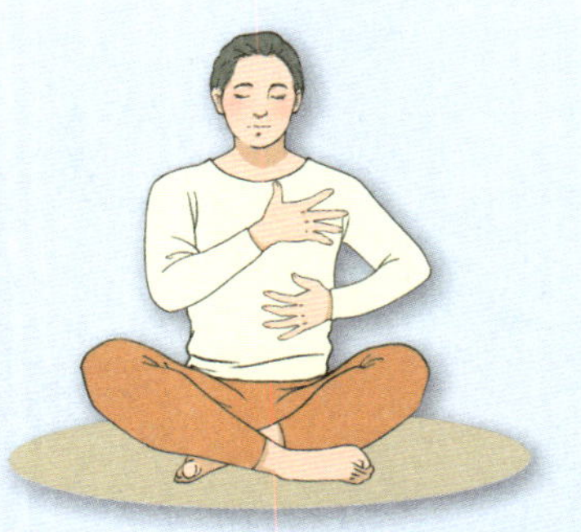

图12-19　第四步　坐位半风箱呼吸训练法（选做）

四、耻骨联合、骶髂关节痛

呼吸训练步骤见图12-20～图12-23。

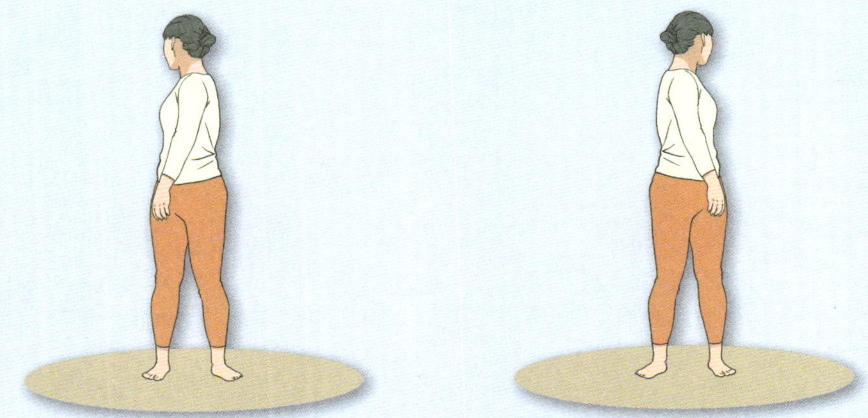

图12-20　第一步　站立位螺旋链呼吸训练法1

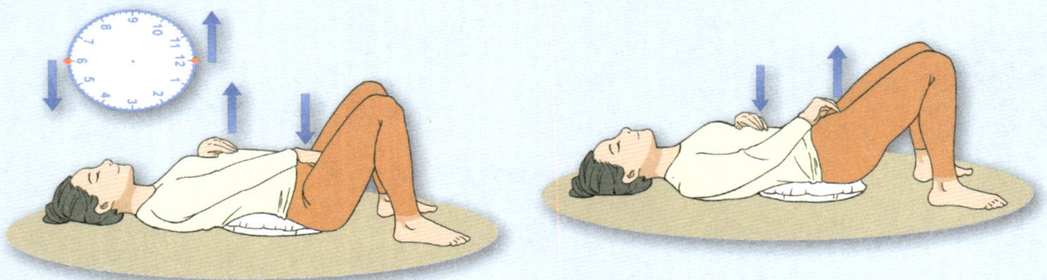

图12-21　第二步　仰卧位矢状面骨盆12点-6点、6点-12点呼吸训练

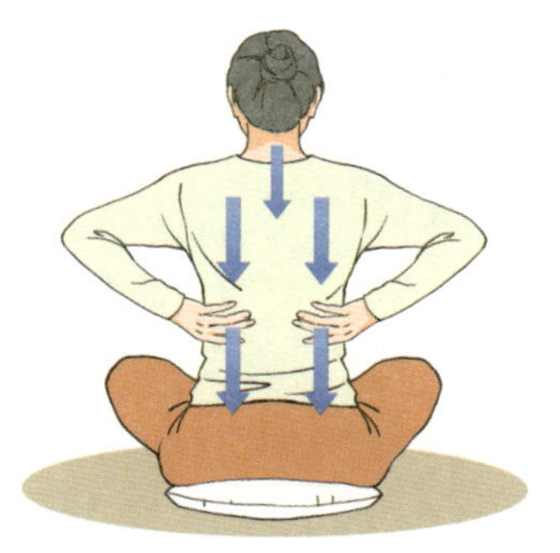

图12-22 第三步 鼻孔后侧呼吸法

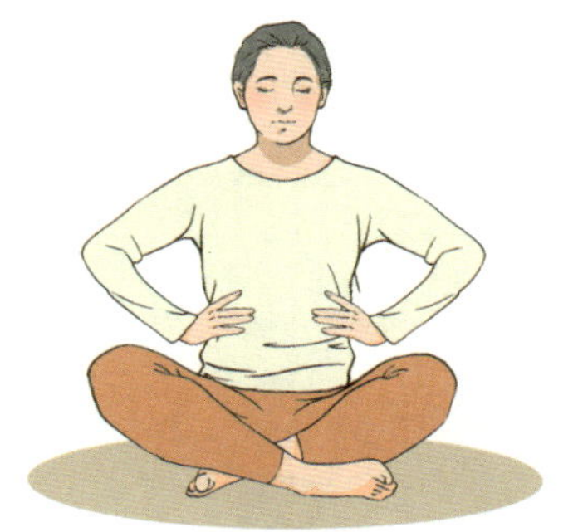

图12-23 第四步 无张力腹式呼吸

五、肋骨外翻、胸椎僵硬、驼背

肋骨外翻、胸椎僵硬、驼背呼吸训练步骤见图12-24～图12-28。

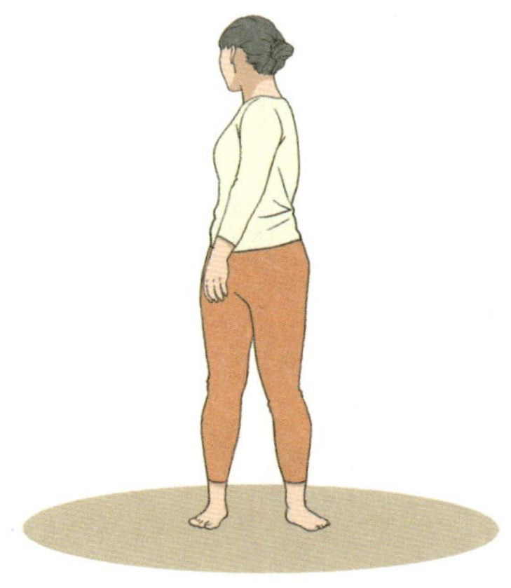

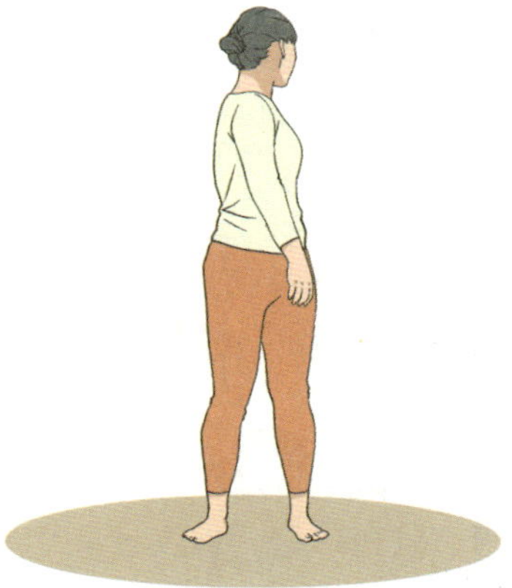

图12-24 第一步 站立位螺旋链呼吸训练法

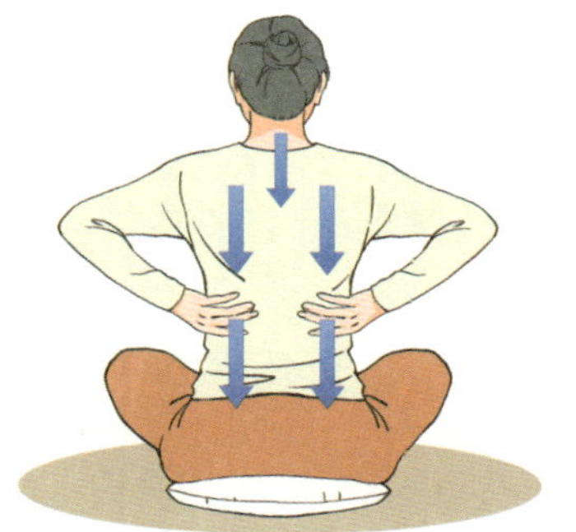

图12-25 第二步 鼻孔后侧呼吸法

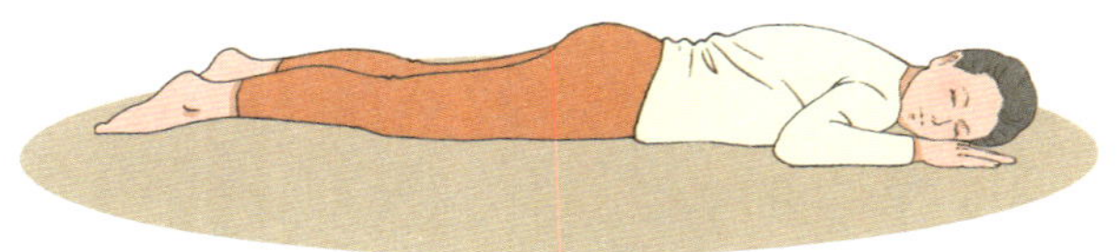

图12-26　第三步　俯卧位身体后侧链条呼吸训练法

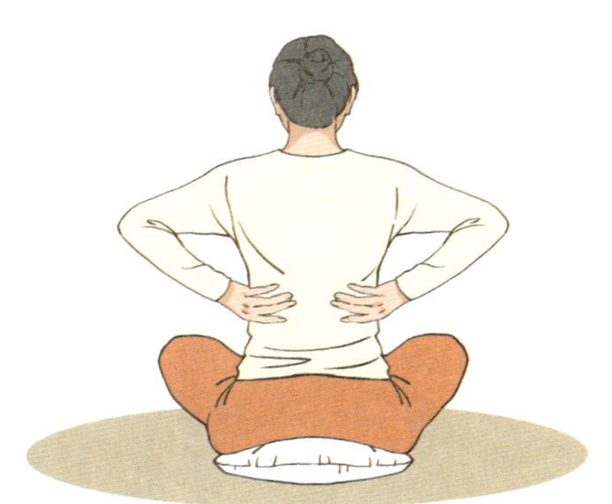

图12-27　第四步　后侧膈肌呼吸法

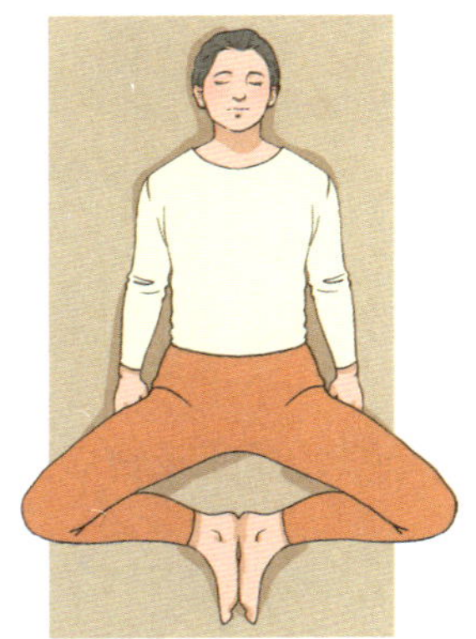

图12-28　第五步　整体呼吸拉伸

六、膈肌僵硬紧张、胸腔僵紧、呼吸轻浅、呼吸费力

呼吸训练步骤见图12-29～图12-39。

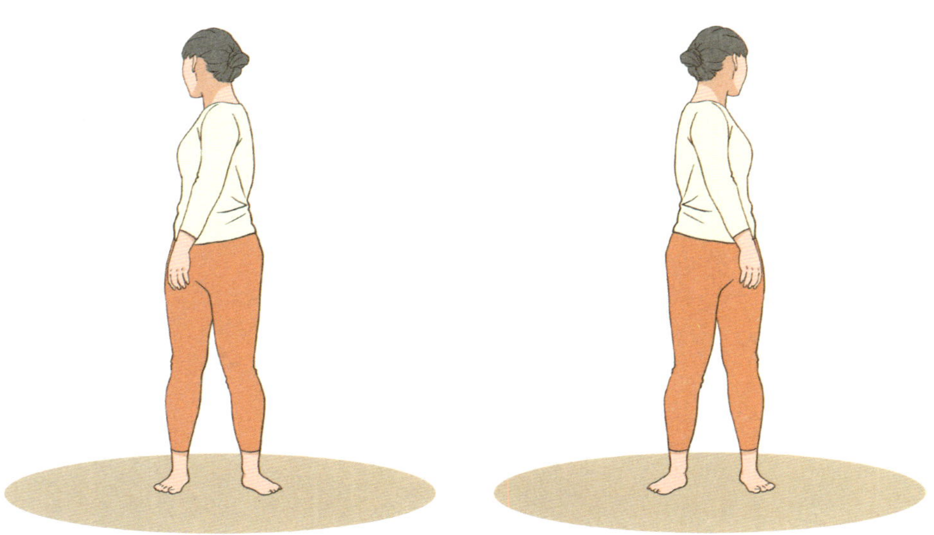

图12-29　第一步　站立位螺旋链呼吸训练法1

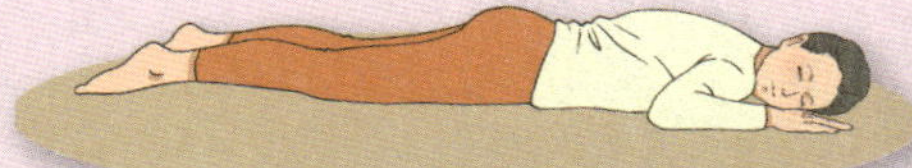
图12-30　第二步　俯卧位呼吸训练，调整双手臂呈w形状

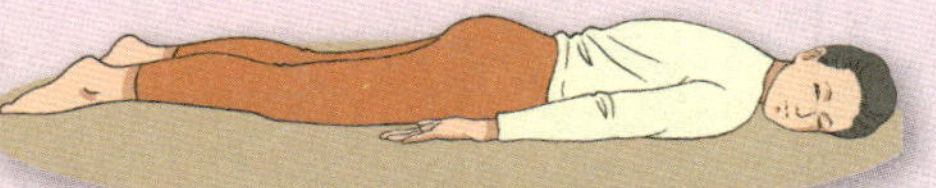
图12-31　第二步　俯卧位呼吸训练，双手置于体侧

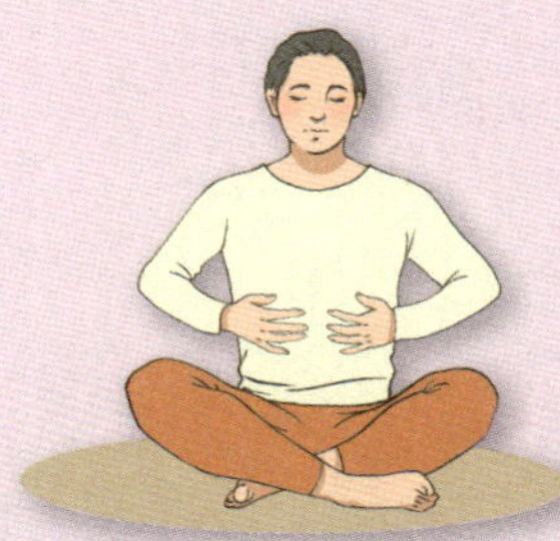
图12-32　第三步　前侧膈肌呼吸法

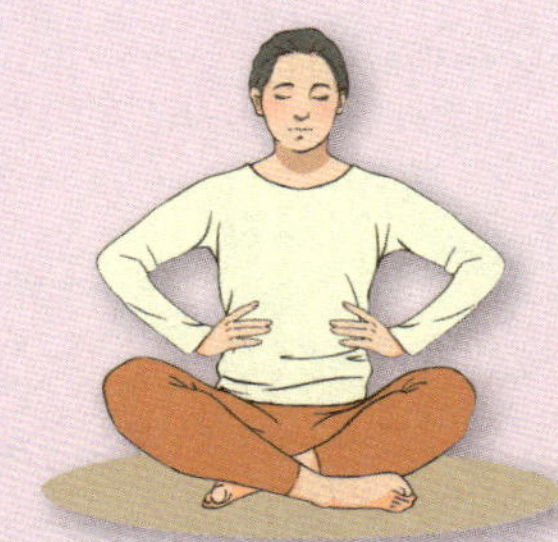
图12-33　第四步　侧面膈肌呼吸法

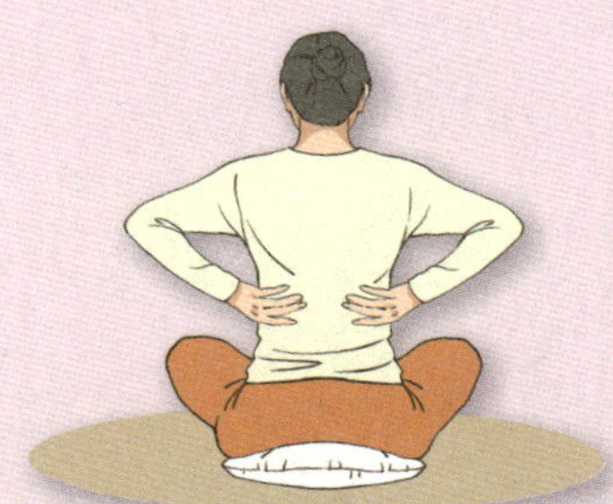
图12-34　第五步　后侧膈肌呼吸法

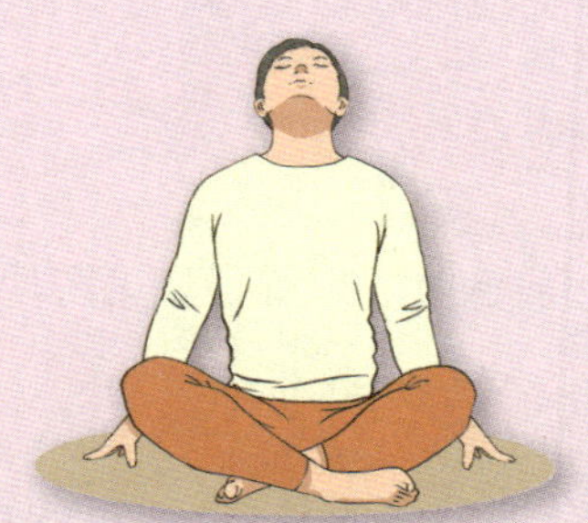
图12-35　第六步　进阶前侧膈肌呼吸法

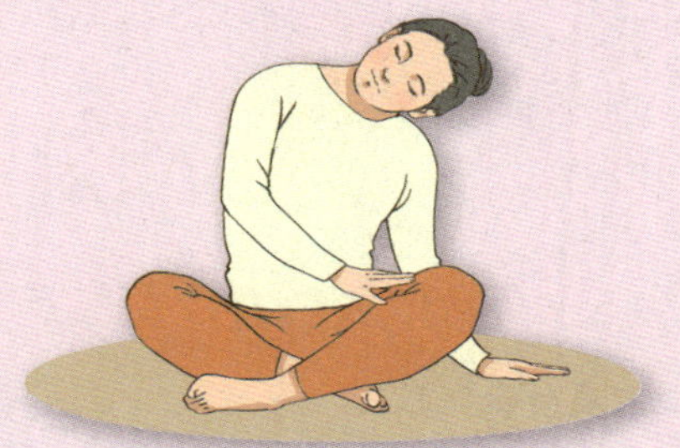
图12-36　第七步　侧面膈肌呼吸法进阶

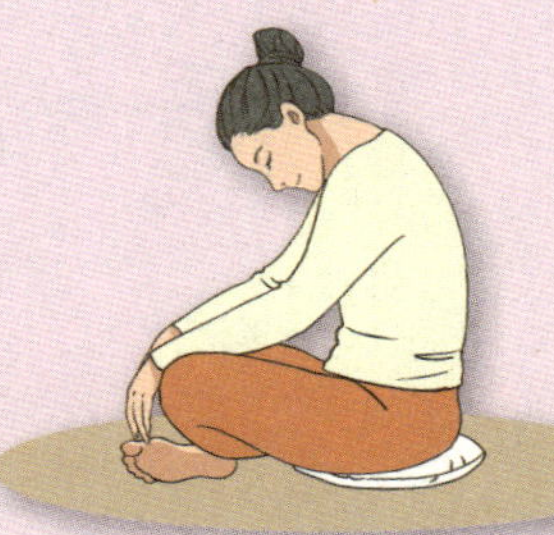
图12-37　第八步　进阶后侧膈肌呼吸法

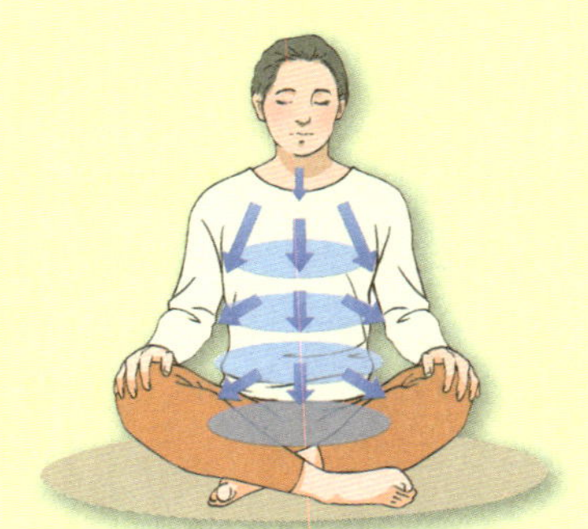

图12-38　第九步　鼻孔中柱呼吸法

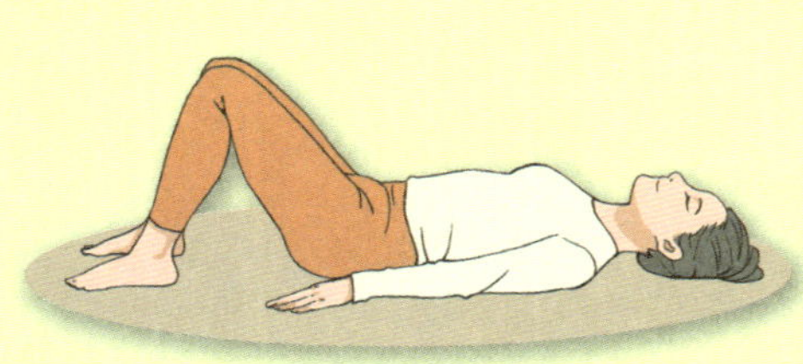

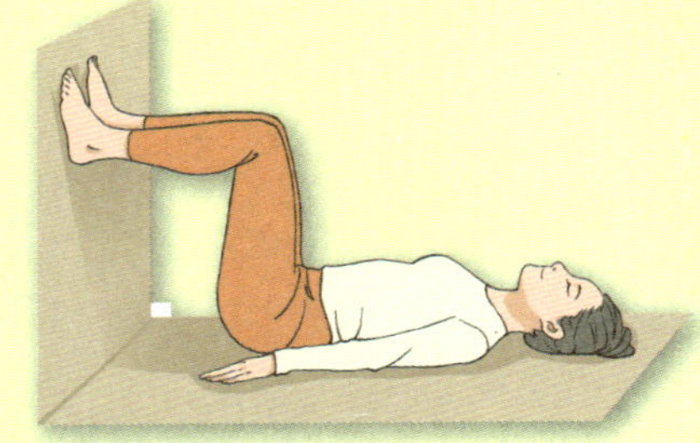

图12-39　第十步　卧位盆底呼吸训练

七、颈肩痛

颈肩痛呼吸训练步骤见图12-40～图12-49。

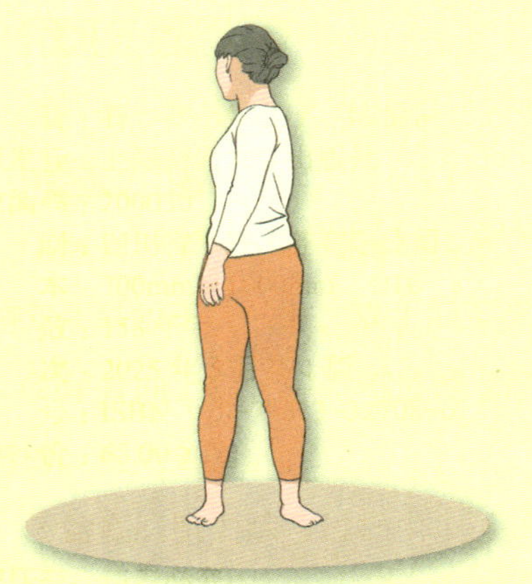

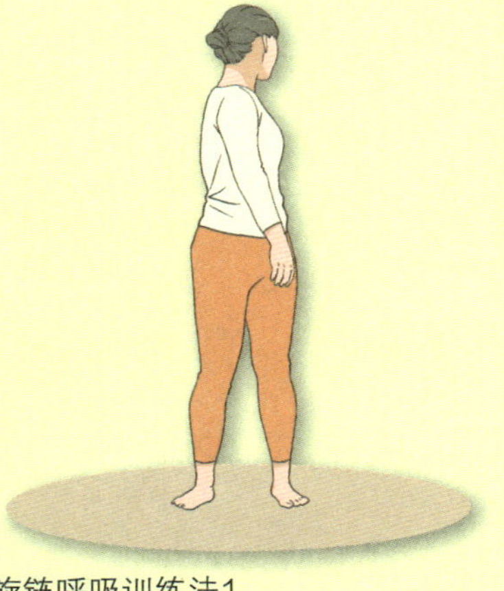

图12-40　第一步　站立位螺旋链呼吸训练法1

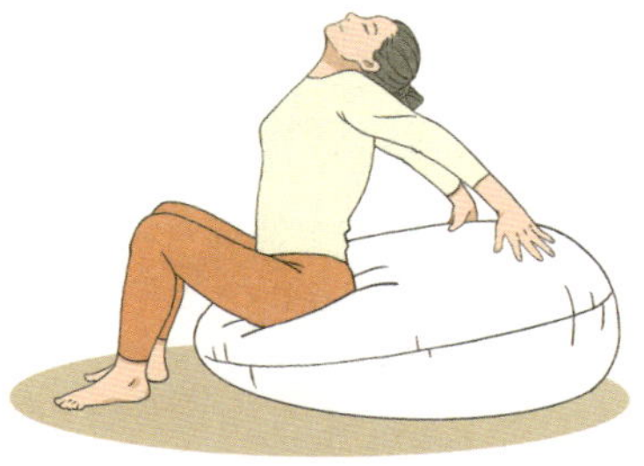

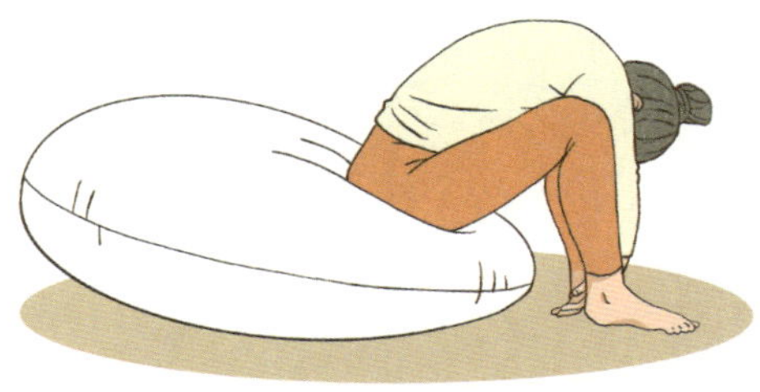

图12-41　第二步　前开后合呼吸法

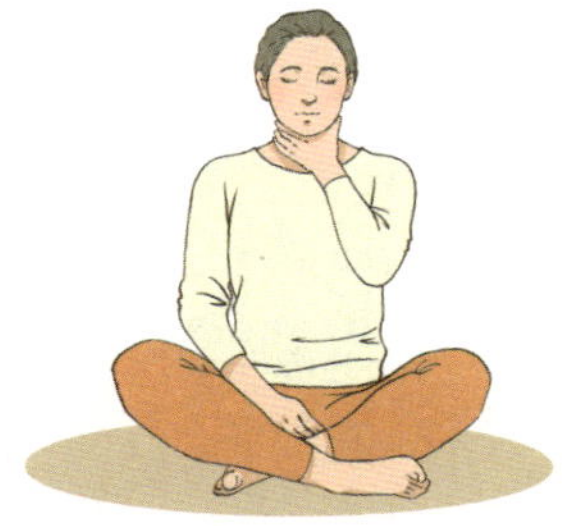

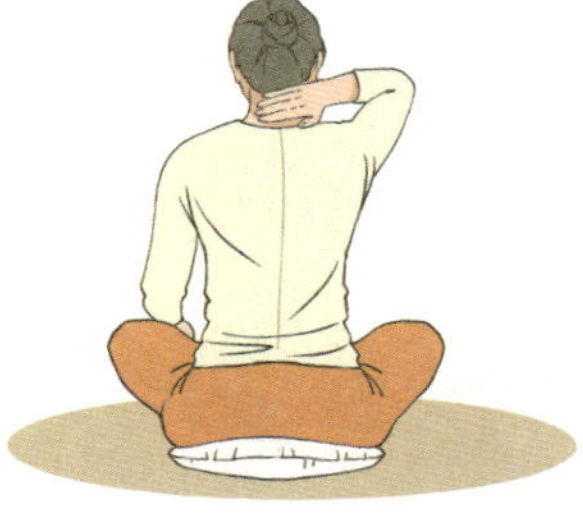

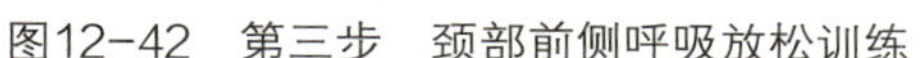
图12-42　第三步　颈部前侧呼吸放松训练

图12-43　第四步　颈部后侧呼吸放松训练

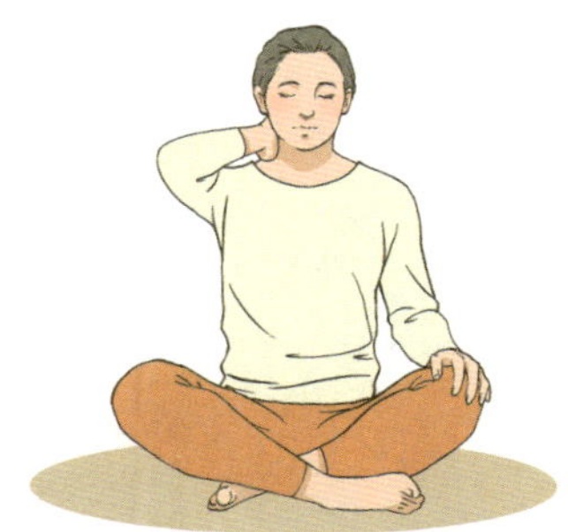

图12-44　第五步　颈部侧面呼吸放松训练

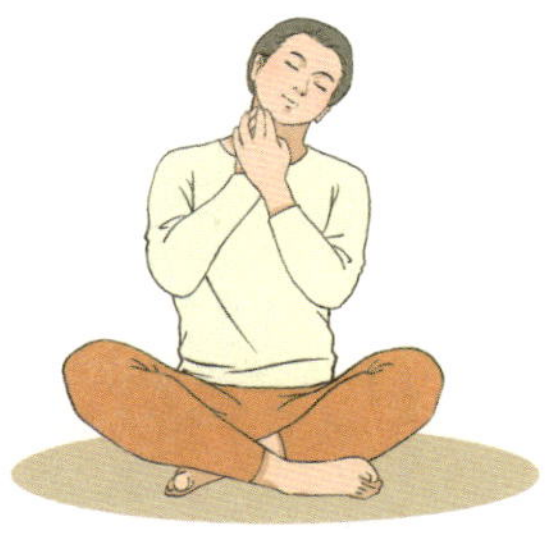

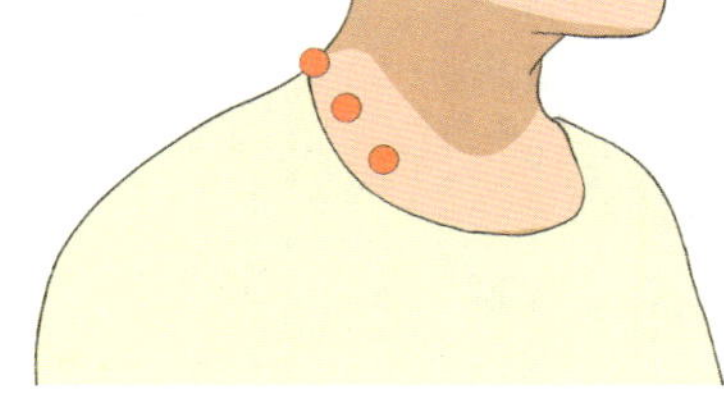

图12-45　第六步　斜角肌呼吸法

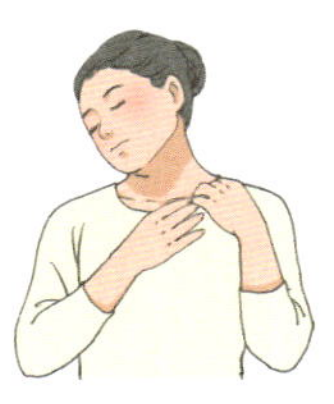

图12-46　第七步　胸锁乳突肌呼吸法

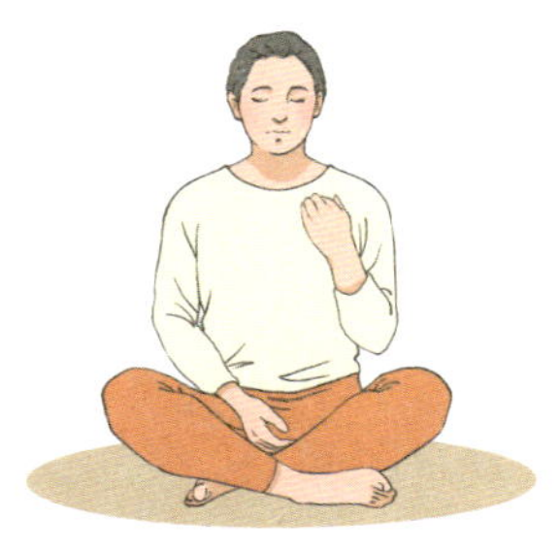

图12-47　第八步　锁骨下肌呼吸法

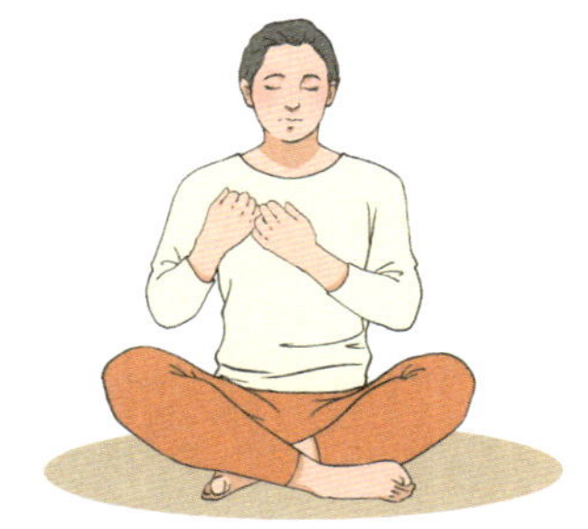

图12-48　第九步　肋间肌呼吸法

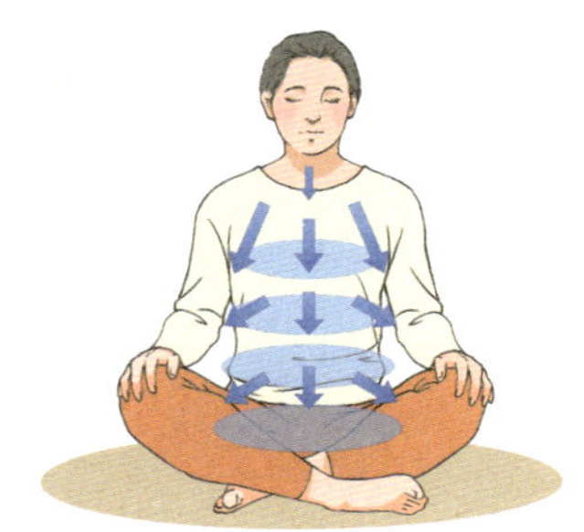

图12-49　第十步　鼻孔中柱呼吸法

八、腹直肌分离、腹部肥胖、腹壁松弛、腹壁高张力

腹直肌分离、腹部肥胖、腹壁松弛、腹壁高张力呼吸训练步骤见图12-50～图12-56。

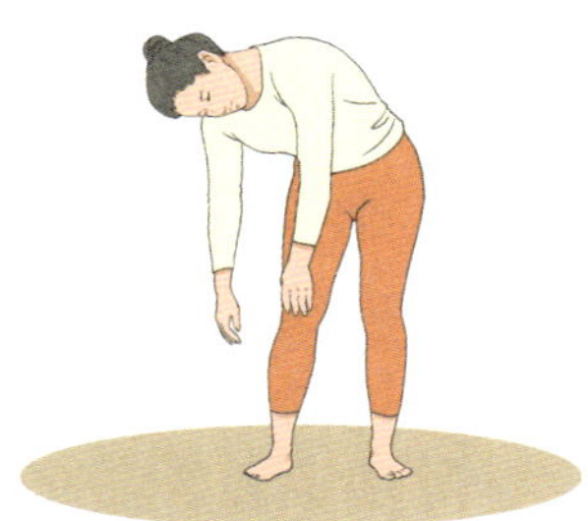

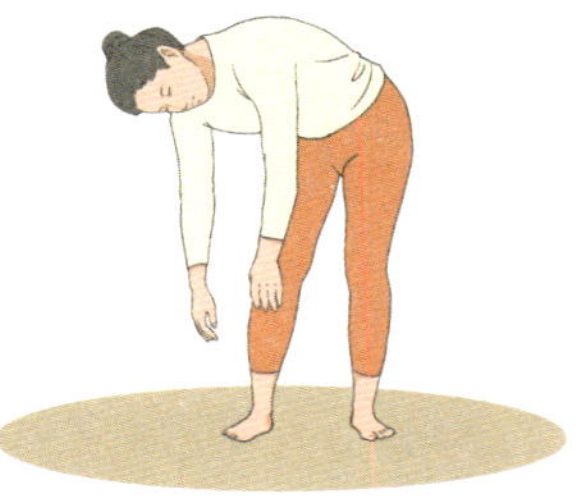

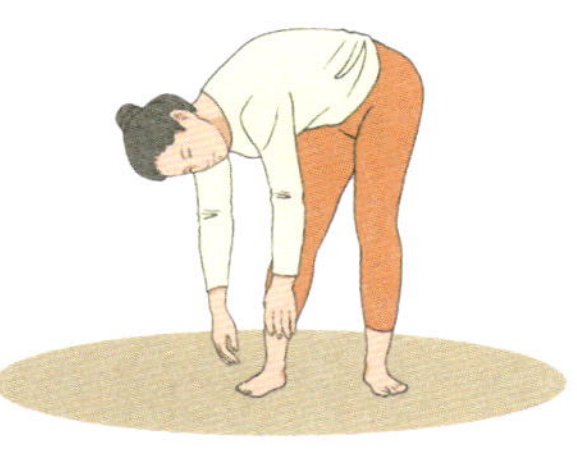

图12-50　第一步　站立后侧链条渐进呼吸训练法

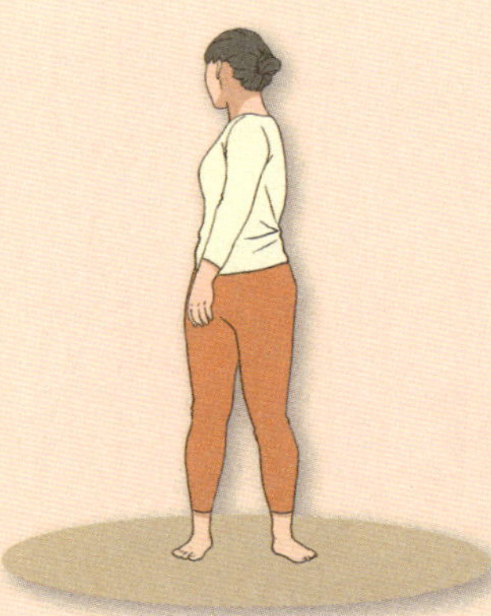

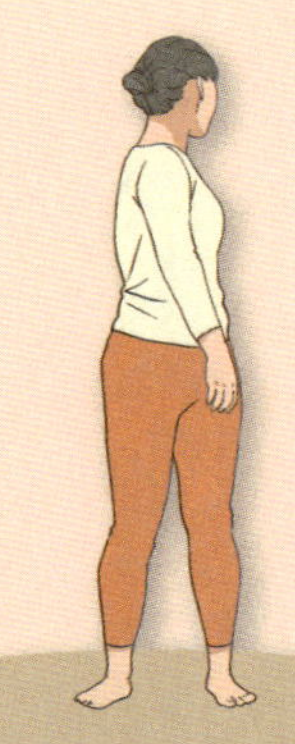

图12-51　第二步　站立位螺旋链呼吸训练法

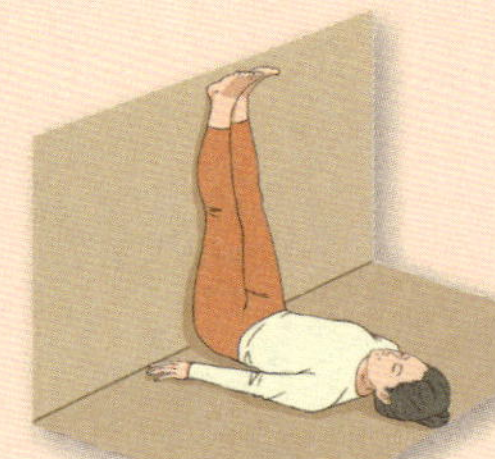

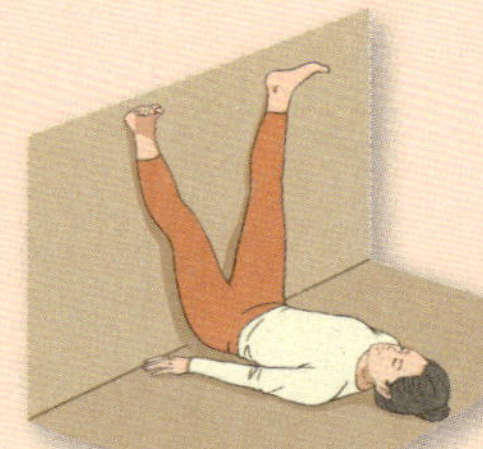

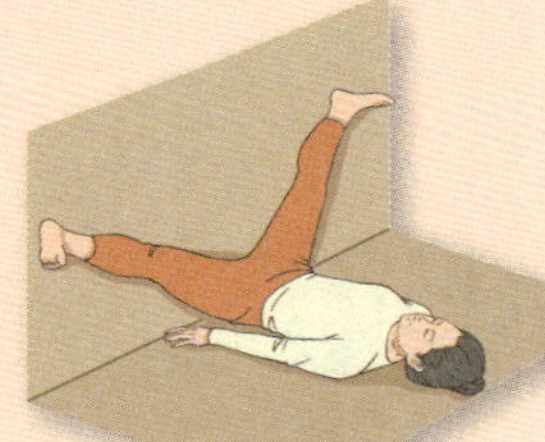

图12-52　第三步　仰卧位前侧链条呼吸训练法

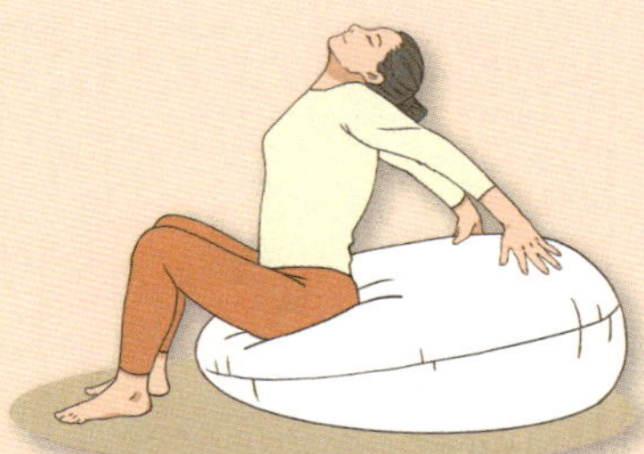

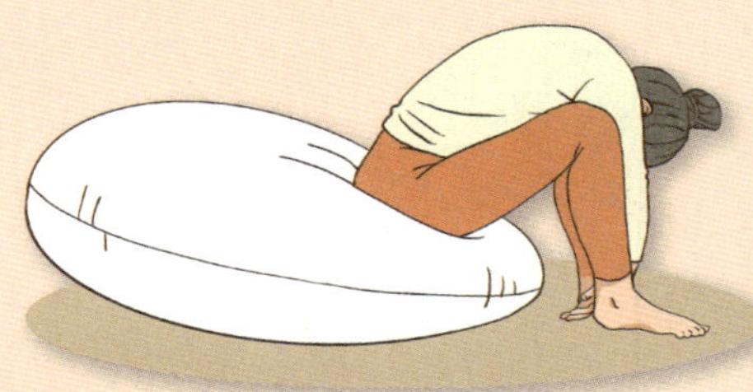

图12-53　第四步　前开后合呼吸法

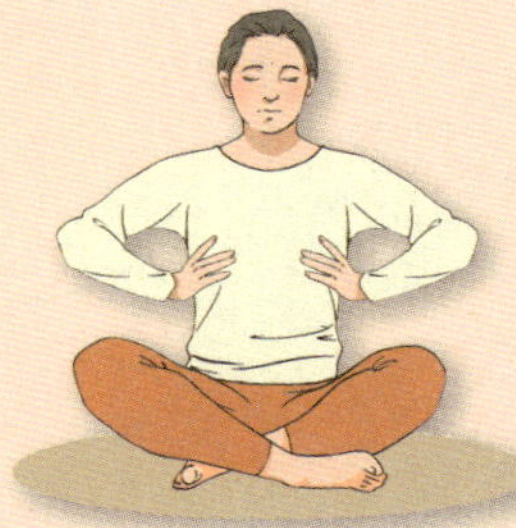

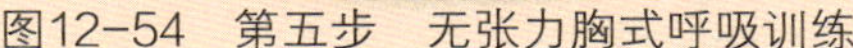

图12-54　第五步　无张力胸式呼吸训练

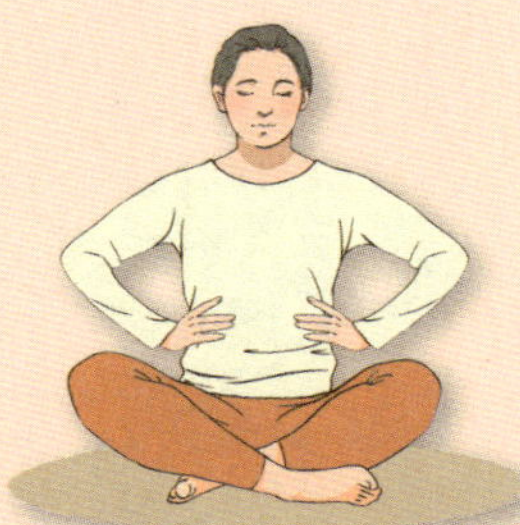

图12-55　第六步　无张力腹式呼吸训练

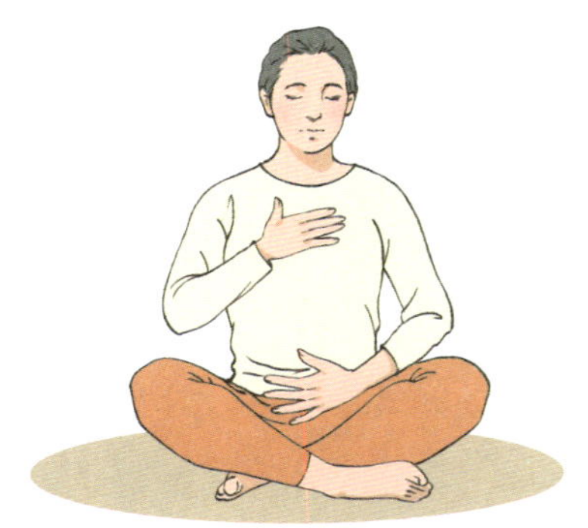

图12-56　第七步　无张力胸腹联合呼吸训练

第十三章

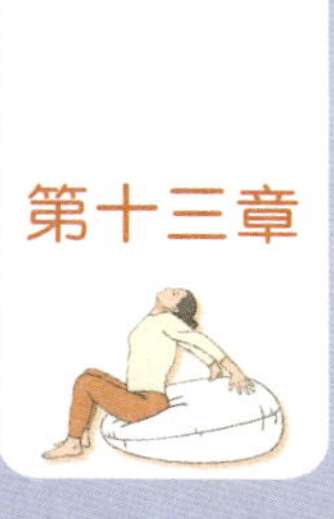

病例分享

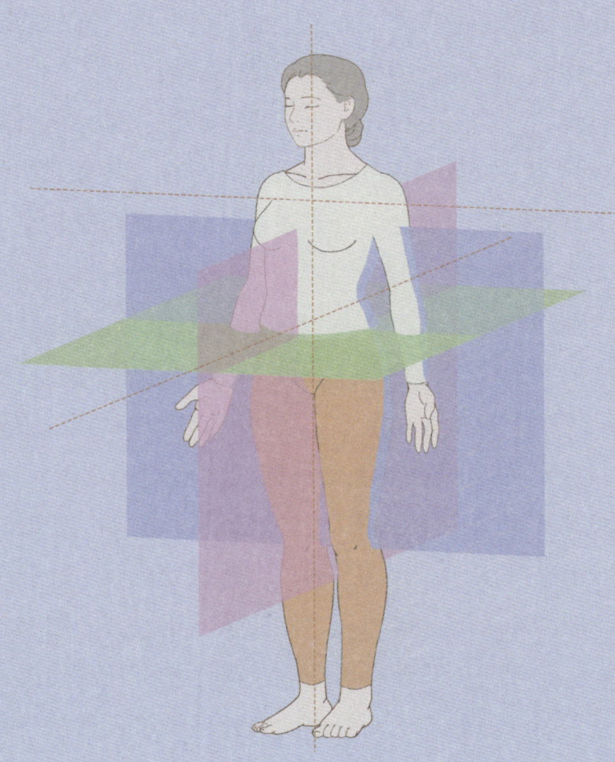

关于案例分享，有一些轻微的症状可以在几次呼吸训练后缓解。有一次我去长沙某医院给产后妈妈们上呼吸训练健康教育课，一位妈妈因为产后腰痛，痛得无法翻身，当时让她平卧位做鼻孔后侧呼吸法，大概引导了10次呼吸后，她就没有感觉到腰痛了，自行翻身爬了起来。还有一次一位妈妈做了盆底肌收缩训练后腰痛来找我，我也让她做鼻孔后侧呼吸法，可能进行了10分钟左右的训练就没有腰痛的感觉了，她的腰痛可能与盆底肌与腰背肌都处于紧张状态有关，再进行不正确的盆底肌收缩训练后导致盆底肌和腰部肌肉过分紧张而出现腰痛的症状。诸如此类的效果，有一位女性因为腹部深部痛，排除器质性疾病，全国各地辗转治疗无效，我一看她的情况属于鼻孔后侧呼吸法的适应证，刚好我们正在上这节课，就立马安排她去教室上课，一个小时的课程结束后，我再询问她的腹部深部痛情况，她告诉我好了七成。对于一个腹部深部筋膜痛长达2年的患者来说，一次训练就能达到这个效果，我和她都是非常满意的。

对于其他呼吸法，比如鼻孔侧面呼吸法，有一个有意思的病例可以给大家分享。有一位从兰州来就诊的患胡桃夹综合征的女性，因为左肾静脉的卡压导致盆腔瘀血疼痛，左侧下肢痛，无法左侧卧位睡觉。患者非常难受，病程长达6年。给她使用左侧鼻孔侧位呼吸法加手法阴道内触诊引导呼吸，她左侧紧张狭小的子宫和阴道间隙空间变宽了，紧张的组织变软了，当天晚上就能正常睡觉了。我们的呼吸法加上腔体内的一些手法引导非妇产科相关专业人士不好执行，但是如果能做好本书中身体表层的引导呼吸气流手势，也是可以达到良好的效果，虽然没有那么精准。所以我们刚开始训练盆腹动力学呼吸法的时候，最好是在医院进行正规的学习，才能获得更好的效果。

有一次在盆腹动力学呼吸训练培训课上，有一位物理治疗师站在我面前，我发现他的脖子特别红，并告诉他呼吸训练可以帮助他，他表示不相信，因为他的脖子红是从小到大就有的，当时我让他做了20分钟无张力呼吸训练，做完后，他的脖子不红了，而且脸变紧致了，他的同事看到他的脖子和脸觉得特别神奇。他告诉我还有一个效果是他没有预料到的，他两周前去爬山，回来后一直因为乳酸堆积两个小腿痛，他做了各种治疗和训练，还用了筋膜滚轴，但还是不能治愈，呼吸训练完后小腿就不痛了。其实他的呼吸治疗是通过调节交感神经来解决颈部的问题，肌筋膜的呼吸牵拉促进血液循环和疼痛代谢，放松小腿肌肉，解决了小腿乳酸堆积的问题。这一效果使他深深地喜欢上了这个呼吸法，回医院进行了呼吸加核心训练治疗腰痛的临床研究，我一年后看到他的大会专题演讲，真的很为他开心，也为盆腹动力学呼吸训练技术能更好地服务更多的人而开心。

但是对于一些复杂的疾病就不是1～2次呼吸训练就能解决或者缓解的。特别是盆腹动力学不协调的女性，需要相对长的时间去通过呼吸训练调整到盆腹动力学协调状态，有的人需要3～5次，有的人需要10～20次。身体协调能力越差、身体越僵硬、认知能力越差、学习能力越差、专注力越差的人，学习起来越慢。呼吸的吸气流/压力流没有办法迅速抵达需要调节力学的部位，肌肉和筋膜就没有延长和缩短的感受，大脑也没有办法接收良好的信号去帮助感受肌肉和筋膜的运动状态，无论是放松还是紧张的感觉，以及运动的速度怎么样，这样就没有办法很好地整合呼吸训练的学习内容。如果我们学习慢，没有关系，慢慢地沉下心去感受，或者去医院寻求专业医护人员的帮助。

下面来看一些疑难的病例分享，这些女性患者都需要较长的呼吸训练课程介入或者配合呼吸引导下的手法治疗，呼吸训练或者呼吸手法治疗后还需要协同物理治疗去帮助她们，最终达到恢复正常生活的目的。

案例分析

案例1：产后便秘

35岁的张女士是位热情、开朗、好学的女性，剖宫产术后便秘1年多，因为便秘专门从外省来我们医院治疗（见图13-1）。

张女士听说我们要出版《呼吸之力：女性盆底健康手册》，非常配合我们的工作，详细地讲述了她的整个疾病进程。她说：“我产后便秘越来越严重，产后1年多饭后没办法消化，胃肠道都不蠕动了。吃饱了胃痛，吃了西

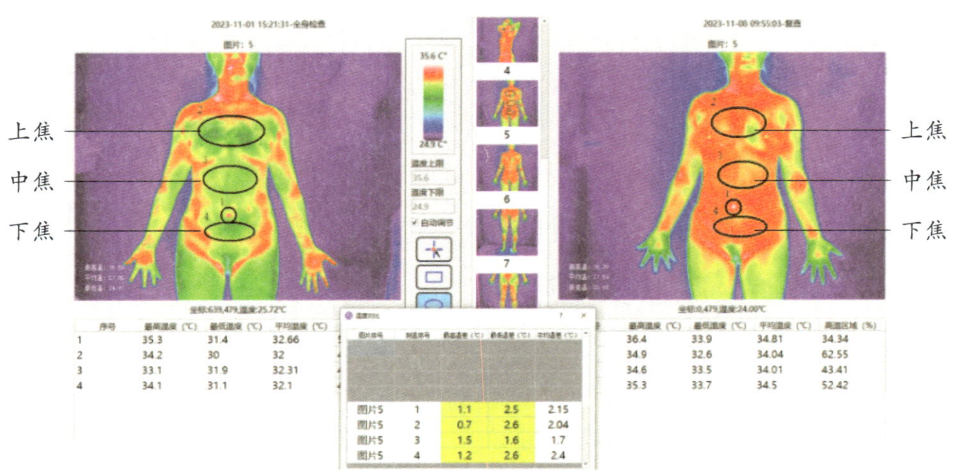

图13-1　治疗前后身体温度及循环的改变

梅、火龙果促进排泄会呕吐，无法消化，便秘非常严重。去医院做了胃肠镜检查，诊断为（胃窦）浅表性胃炎，给我开了促胃肠动力药物为力苏（盐酸伊托必利片）、复方消化酶胶囊、令泽舒（利那洛肽胶囊），早上口服后先腹泻，下午继续胃肠道不蠕动、便秘。我还经常发作过敏性荨麻疹、腹部肥胖僵硬，因为我有专业舞蹈基础，也进行大量高强度、长时间有氧运动，但仍无法改变我的状态。剖宫产伤口觉得疼痛还有牵拉感。我经常难以入睡，很容易醒，长期感冒。我在网上学习了一些不同的腹式呼吸方法，但训练后没有效果。我往常训练腹式呼吸时，经常使用腹部的肌肉，看起来力量大，但外部大力量的腹式呼吸，达不到内脏蠕动和按摩修复效果，也达不到舒缓的功效。无张力呼吸法是我之前没有接触过的，我学习能力很强，也喜欢健身和运动。我先天肌肉僵硬，关节无论如何训练都没有别人灵活，肌肉比别人更紧张，跳舞时经常会出现肌肉拉伤。

我到处求医，后来到你们医院体验了6次无张力呼吸训练课程，并进行了3次呼吸手法治疗。第一次呼吸训练后便秘就改善了，我停止服用胃肠道药物，胃肠道不适症状好转，大便恢复正常。治疗疗程结束后，紧张的肌肉恢复了正常弹性，腹部肥胖紧张、腹压大均得到缓解，腹围减少了不少，睡眠也基本恢复正常。

我在家仍坚持无张力呼吸训练，2个月后我来复查，腹部已经恢复到产前的形态，腹压也是正常的，胃肠动力恢复了，我感觉我的胃肠道得到按摩，便秘问题基本上解决了，没有吃蔬菜也不会便秘，紧张的肌肉都已基本恢复正常，睡眠也基本恢复正常。呼吸调节后我的先天性肌肉紧张也缓解了。”

我们可以从图13-1中直观地看到张女士的体温上升，循环改善。治疗后张女士脐温、上焦、中焦及下焦区域温度均有明显上升，其中上焦区域和下焦区域温度上升最为明显，循环改善较佳。从张女士的案例中我们可以看到她的问题不是一个单独的问题，包括产后便秘、胃肠动力学障碍、多发过敏性荨麻疹、经常感冒、腹部肥胖、躯体肌肉紧张、失眠等，是一系列的躯体功能障碍，她通过口服促进胃肠动力的药物、高强度运动和用力的腹式呼吸模式训练都没有得到症状的缓解。无张力呼吸训练帮助她调节了自主神经功能及胃肠动力、免疫功能与睡眠，僵硬的身体也柔软下来，腹部紧张、腹压大、腹部肥胖等问题也迎刃而解，印证了呼吸是全身系统的整体康复理论。当然如果要达到那么好的效果，需要患者认真配合训练和治疗。她是专门从外省过来进行治疗的，特别珍惜这次诊治的机会，有很高的学习热情，同时坚持正确的训练，也是她治疗效果良好的原因之一。

如果我们出现便秘也是需要常规到医院就诊的，便秘的分型和表现各异，带来的后果也不一样。本案例中的患者更多是由于胃肠动力的问题，所以可利用呼吸训练来帮助解决问题。

专业知识小贴士

便秘：用来描述与排便困难有关的症状，这些症状包括排便次数减少，大便坚硬或呈块状，排便不尽或堵塞，在某些情况下，需使用手动操作以促进排便。症状可能是急性的，通常持续不到一周，因饮食和/或生活方式的改变而加重（如纤维摄入量减少、体力活动减少、压力大、在不熟悉的环境中如厕）。

慢性便秘：通常被定义为便秘症状持续≥3个月。

案例2：剖宫产瘢痕综合征伴呼吸功能障碍

邓女士是一名30多岁的医务人员，自觉躯体多处疼痛不适伴呼吸受限1年多，在她自己所在的医院进行针灸、内脏松弛术等治疗都无效，整个人精神状态非常差，基本上没有了正常的生活，白天黑夜都非常难受。一次偶然的机会，我们在义诊的时候见到了她，她们医院有一位物理治疗师之前学习过我们的呼吸课程，认为我们的盆腹动力学呼吸训练技术可能对她的疾病有效，所以带她来到了义诊现场。

我第一次见到她的时候是很震惊的，她整个人的状态非常糟糕，存在严重的呼吸功能障碍，她呼吸的时候，吸气几次就要深叹气一次。整个人精神状态也非常差，面色苍白，无法正常睡觉，她主要的症状是下腹痛，会向上牵引至心脏，引起心脏不适，导致她不敢自然呼吸，向下会牵扯到整个腿引起疼痛。查体发现剖宫产瘢痕深部特别是左侧深部有粘连，整个左侧臀部的肌肉是完全萎缩扁平的，睡眠质量也非常糟糕。评估后我们诊断为剖宫产瘢痕综合征伴呼吸功能障碍。剖宫产瘢痕综合征主要是剖宫产术后瘢痕粘连及附近组织疼痛和身体功能障碍。呼吸功能障碍主要是呼吸肌不协调和呼吸模式有问题带来的相关症状。

于是我马上就开始给她进行呼吸调节，帮助她恢复正常的呼吸模式和节律。第一次治疗主要是从整体上给她调整呼吸，第一次治疗后，她晚上就能睡觉了，而且2～3天没有发生任何的疼痛和不适，呼吸也顺畅了许多。她上班过后全身多发性疼痛特别是下肢疼痛还是存在的，但是牵扯心脏的这个症状没有了。建议她先休息一个月，第二次来治疗的时候，持续进行呼吸训练调整核心肌肉，帮助她进行瘢痕的深度松解，随着呼吸训练整个进程的推进，症状逐渐缓解，睡眠好转。最后进行臀肌训练及电刺激，前后经历了9次的训练和治疗，患者最终痊愈。思考该疾病更深层次的原因，其实就是剖宫产瘢痕带来的问题，剖宫产瘢痕又牵扯我们深部的筋膜，深部的筋膜和膈肌的筋膜是延续的，膈肌的筋膜和心脏的筋膜又是延续的，向下通过盆底筋膜影响髋部的力学，从而影响下肢力学，导致大腿疼痛和夜间无法睡觉的状态。疼痛和心脏的牵扯，导致她不敢呼吸，如果呼吸的话，可能会通过腹部的深筋膜传导至心脏的筋膜，影响整个呼吸的力学传导。那么当我们调整好她呼吸的整个活动顺序以后，整个筋膜的顺应性，心脏、膈肌和盆底深部筋膜的延续关系就调整好了。关于下肢的力学问题，通过良好的呼吸调整核心肌群后，下肢力学也会处于良好的状态，从而保持一个良好的骨骼排列，治愈下肢疼痛。

专业知识小贴士

剖宫产瘢痕（cesarean scar，CS）给产后女性带来自身形象的改变，以及因瘢痕下组织和子宫、膀胱、肠道的粘连固定，造成力学的传导异常，出现腰背痛、盆底痛、骨盆带痛、尿频等症状及功能障碍，同时因为局部影响全身筋膜的力学传导，对躯体远端功能造成影响。从康复医学角度将以上症状统称为CS综合征。CS综合征分为两个部分，第一个是皮肤瘢痕部分，第二个属于瘢痕深部组织粘连带来的临床综合征。从临床医学的角度可能还涵盖了子宫憩室、不孕症、瘢痕妊娠等并发症。

呼吸功能障碍（dysfunctional breathing，DB）是一个描述呼吸障碍的术语，是呼吸模式的慢性改变导致呼吸困难和其他症状，且没有或超过器质性呼吸疾病或心脏疾病的程度。①过度通气综合征：与呼吸性碱中毒相关且独立于低碳酸血症的症状。②周期性深叹气：频繁叹气并伴有不规则的呼吸模式。③胸部优势呼吸：常表现为躯体性疾病，若无疾病，可考虑为功能障碍导致呼吸困难。④强迫腹胀：利用不当和过度的腹肌收缩来辅助腹胀进行呼吸。⑤胸腹不同步：胸腔和腹部收缩之间有延迟。

DB通常是非呼吸系统症状，在文献中，有几个不同的术语被互换使用，包括功能性呼吸障碍、呼吸模式障碍、行为或心源性呼吸困难。呼吸困难可表现为换气过度，或独立于低碳酸血症和呼吸性碱中毒的症状，如深叹气或空气饥饿感。

我们这里提及的DB是区别于肺气肿、哮喘、重症心肺疾病等各种疾病导致的呼吸困难，多因生长发育、外伤、职业习惯、生活习惯、姿势、既往疾病等造成呼吸肌及骨骼的协调运动障碍，肺功能相对下降。表现为呼吸浅快或呼吸部位局限于胸腔或者前腹部，呼吸几次后需要补呼吸一次，呼吸时自觉胸腔过度紧张或有包裹感，膈肌、盆底肌和肋间肌等活动度下降，体态上表现为驼背、平背、脊柱侧弯的状态。

案例3：慢性功能性腹部疼痛伴呼吸功能障碍，阴道前壁Ⅱ度膨出

梁女士，31岁，是一名呼吸科的医务人员，自觉产后发生子宫脱垂1年多来我们医院就诊。刚来我们科就诊的时候，一副非常焦虑、苍白、紧张的面容，我们评估后发现她存在非常严重的呼吸功能障碍，整个胸腔、腹腔、盆腔十分紧张，每个肌肉和筋膜层之间没有间隙，在腹部触诊时是没有办法一层一层向下触及的，而且存在非常严重的慢性功能性腹部疼痛，一触诊腹部就会产生非常严重的疼痛，特别是在右侧的阑尾区域，墨菲征阳性，疑似慢性阑尾炎，所以建议她去胃肠外科就诊。胃肠外科就诊后，超声显示未见阑尾炎征象。我们经过妇科查体发现，她其实没有子宫脱垂，只是存在阴道前壁Ⅱ度膨出，放松状态下阴道前壁部分组织下降至阴道口，卡在阴道口的位置不动，而且不随呼吸运动。在做Valsalva试验也就是一个用力解便的动作时，力是完全没有下传的，就像打喷嚏时肚子的压力不会增加一样。她全身的肌肉筋膜都非常紧张，而且胸廓也非常紧。按她的话说：“我呼吸的时候非常费力，整个人就像绑在一个铁桶里面，非常难受”，而且她有非常严重的睡眠障碍，同时存在躯体多发性疼痛。我们无论用手法松解或者其他方法，都没有办法进行良好的松解，因为她整个核心系统都是紧张的，深层腹膜、内脏筋膜和表层的肌肉筋膜都非常紧张，我们能选择的只有呼吸训练。

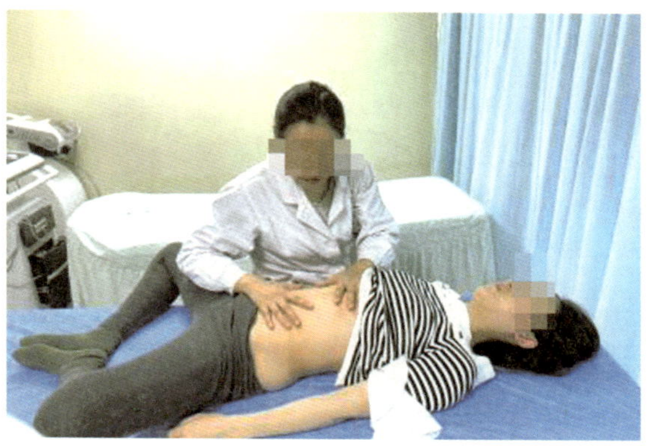
图13-2　呼吸功能调节

于是我们通过呼吸训练课程加呼吸诱导的手法帮助她松解（见图13-2），逐渐松解胸腔—腹腔—盆腔的筋膜，促进呼吸的运动，从上到下重建整个内脏和肌肉骨骼的活动。治疗过程中，进行了10余次呼吸课程加呼吸松解，最后实现了整个胸腔、腹腔和盆腔的灵活性，恢复了呼吸功能（见图13-3），调整好了呼吸模式和呼吸肌肉协同运动，睡眠和疼痛都得到了良好的调整，最后满意地回归工作和家庭。

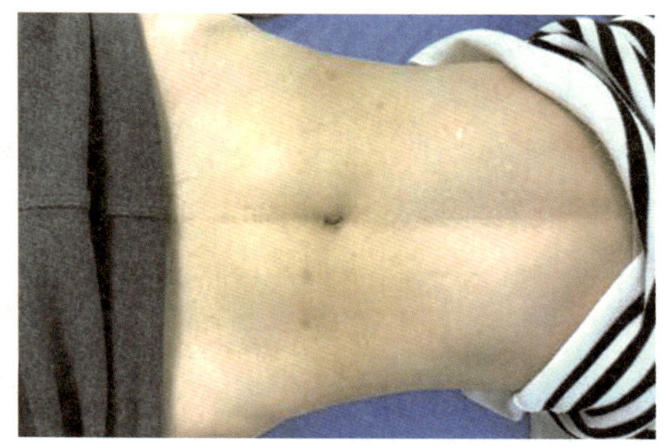
图13-3　恢复正常的腹部
（由于临床工作原因没有拍摄治疗前照片）

她的呼吸功能障碍、慢性功能性腹部疼痛可能和长期的高压力工作有关，因为长期加班与高压力负荷，而且既往存在肌肉紧张的状态，逐渐导致产后状态每况愈下，出现身体和精神的障碍。

我们通过呼吸训练去放松她的神经，调节她的睡眠，调节自主神经系统，逐渐让她整个人放松下来，同时利用呼吸松解技术，帮助整个肌肉骨骼松解和筋膜层之间的松解，促进内脏的运动，从而逐渐实现身体及全身内外上下前后筋膜的运动，最后达到完全治愈的效果。

专业知识小贴士

慢性功能性腹部疼痛：慢性腹痛大于6个月，无腹部器质性疾病，无明显胃肠功能紊乱，可能伴有精神异常。病程长或者症状严重时会影响生活质量，部分患者存在不易解释的躯体症状。慢性功能性腹部疼痛又称为慢性特发性（非特异性）腹痛。

案例4：粪失禁

周女士，67岁，主诉反复排便次数增多20余年，近4个月症状加重并伴有粪失禁。周女士说："我很烦恼，20年前我也没有做手术或者生病，突然就开始出现大便次数增多，每日20～30次，稀便，量不多，大便前腹痛，解便后腹部疼痛缓解，我吃了止泻药（具体不详）后没有缓解。2011年到医院做了肠镜检查，发现肠道有息肉，做了息肉切除术后，大便次数减少，腹痛症状好转。2017年症状又发作了，我到医院再次行肠镜检查发现肠道息肉，再次经手术治疗后症状缓解。2022年症状再次发作并加重，同时咳嗽、打喷嚏时大便无法控制会溢出来，没有肚子痛，睡眠不好，我又去医院看门诊，做胃肠镜检查发现胃体多发息肉；做核磁共振检查发现，子宫底和右侧肌壁间小肌瘤，膀胱中度脱垂，子宫轻度脱垂，直肠前壁轻度膨出，盆底结构松弛；腰椎核磁共振检查发现一个骶管囊肿。医生建议手术治疗，由于我已经做了两次手术，我就拒绝了手术治疗。医生建议我到你们科就诊，于是我接受建议后到你们科就诊，在进行了骨盆生物力学评估、盆底筛查、红外电生理检测等评估后，医生发现我的盆底肌一点都不能收缩，而且肛门肌肉也很松弛，盆底肌还很薄弱，建议我进行呼吸训练10次，盆底肌可以运动后再进行盆底康复治疗10次。

我根据医生的建议先进行了10次呼吸训练。训练以前我担心学不会，因为年纪大了，学习能力有所下降，跟着老师训练了1次后，我感觉我的腹部变软了，全身都很放松，人没有那么烦躁了，来回路上的1小时车程无法控制排便；呼吸训练3次后感觉解便前腹痛不适有所缓解，大便次数减少，一天10多次漏稀便，1小时车程无法控制大便，睡眠有好转；5次呼吸训练后，腹部紧张程度明显减轻，睡眠明显好转，漏稀便次数明显减少，只有5～6次了，1小时车程期间无排便感；继续完成10次呼吸训练后，每天就1～2次溢出大便，而且量极少，医生告诉我盆底肌可以收缩了，肌力有1～2级，可以进行盆底康复治疗了，我又继续完成了盆底康复的疗程。

在治疗过程中，我觉得呼吸训练特别神奇，它让我感觉很放松。以前我很烦躁，经常和儿子吵架，我害怕漏稀便别人笑话我，不敢出门，怕出门随时都在漏稀便。做完整个疗程后，睡眠明显改善，我的驼背也好多了，我觉得我能自信地走出家门，走路轻快了好多，最重要的是我可以和朋友一起出去玩耍了，心情也好了很多。”治疗后周女士会阴区及周围温度提升，会阴区域蝴蝶形高温区轮廓扩大，更加充盈和饱满；肛门及周围温度明显提升，盆底循环整体明显改善（见图13-4、图13-5）。

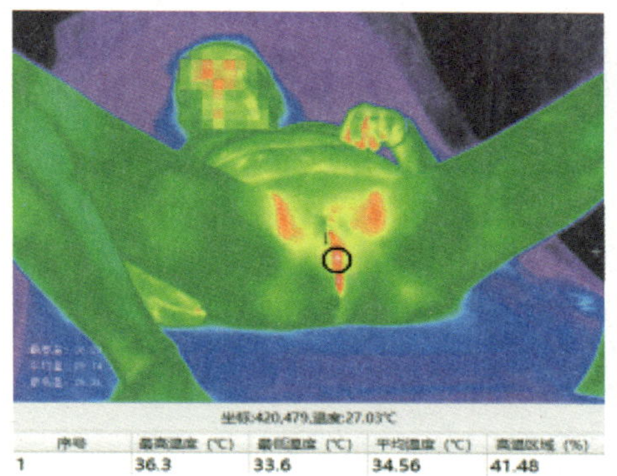

坐标:420,479,温度:27.03℃

序号	最高温度（℃）	最低温度（℃）	平均温度（℃）	高温区域（%）
1	36.3	33.6	34.56	41.48

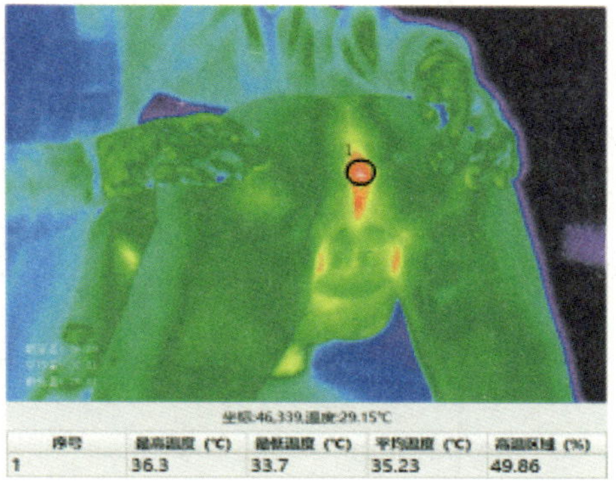

坐标:46,339,温度:29.15℃

序号	最高温度（℃）	最低温度（℃）	平均温度（℃）	高温区域（%）
1	36.3	33.7	35.23	49.86

图13-4　治疗前会阴肛门温度

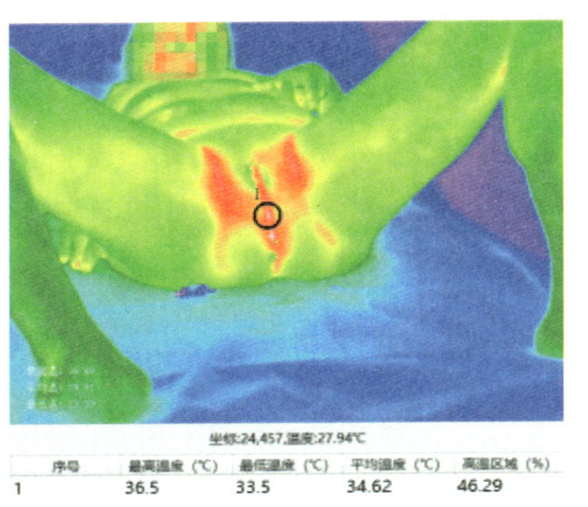

序号	最高温度（℃）	最低温度（℃）	平均温度（℃）	高温区域（%）
1	36.5	33.5	34.62	46.29

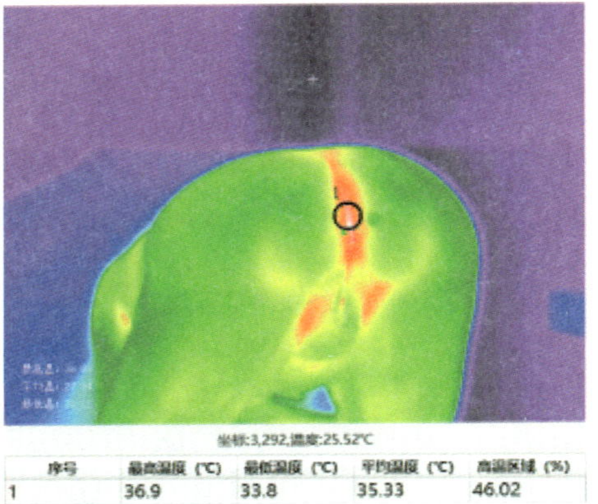

序号	最高温度（℃）	最低温度（℃）	平均温度（℃）	高温区域（%）
1	36.9	33.8	35.33	46.02

图13-5　治疗后会阴肛门温度

专业知识小贴士

大便失禁/粪失禁又叫肛门失禁，是指粪便、气体、液体不能被随意控制，不自主地流出肛门外，为排便功能紊乱的一种症状。

我们从周女士的案例中可以看到老年人粪失禁的原因，不仅仅是因为年龄导致的激素改变，也与他们的驼背体态导致呼吸肌不对称运动密切相关。以膈肌和盆底肌为例，失去了每天20 000多次呼吸时膈肌与盆底的平行协调运动，盆底就会失去活力，影响盆底功能。长期粪失禁会让老年人有羞耻感，失去社交的勇气，不出门社交的老年人容易出现焦虑、抑郁情绪，加重盆底组织的失活和盆腔脏器的功能障碍。呼吸训练可以调节我们的睡眠和情绪，促进胃肠运动，降低腹部和盆底的紧张度，调节盆底神经，促进盆腔内脏的健康，最终促进身心健康。

案例5：绝经生殖泌尿综合征

49岁的杨女士，因尿频、尿急、尿痛伴外阴阴道烧灼痛，下腹坠胀4个月来医院就诊。曾经剖宫产两次，2021年11月因宫颈息肉在外院行宫颈LEEP术，术后出现尿频、尿急、尿痛，外阴及阴道痛，下腹坠胀。杨女士说："我基本不怎么生病，只有6年前做了痔疮手术，4年前绝经，2021年做了宫颈LEEP术后，就出现总想上厕所的症状，一天要去几十次厕所，每次小便量不多，还很痛，总是觉得阴道里面痛，感觉有东西要掉下来似的。因为疼痛和老是上厕所，都记不清楚晚上会起来多少次，觉也睡不好，白天也不能直着坐下来，反复到医院检查小便、妇科彩超和腹部CT都说没有问题，但我还是一直痛和尿频，所以医生建议我到你们科来治疗。第一次来这边看病时，我做了盆底超声、白带常规、盆底功能筛查、骨盆评估和生物力学测评。医生跟我说，阴道前壁和子宫的位置都下降了，剖宫产的瘢痕下面很紧张，也很固定，盆底肌和周围的肌肉紧得很，而且医生检查阴道里面时，我感觉有些地方很痛。医生诊断为绝经生殖泌尿综合征、慢性盆腔痛，建议我先做呼吸训练系列课程，帮助调整一下呼吸的方式，上完课后再做物理治疗。

呼吸训练的当天我就感觉很放松，虽然要起床小便，但是没有那么急迫了，晚上终于睡了长久以来的第一个好觉。呼吸训练治疗第5次当天，白天小便次数只有4次，夜间都没有起夜了，治疗后第2天白天小便次数有6～8次，夜间1～2次，我感觉越来越好，我有了治疗的信心。5次呼吸训练结束后，我开始第二疗程的治疗，包括呼吸训练课程加配合呼吸手法的治疗和盆底康复治疗，坚持做完所有的治疗后，基本上阴道不痛了，白天小便次数正常，虽然偶尔有晚上起来小便1～2次，但是能睡安稳觉了，我对我的治疗十分满意。复查的时候医生说我肚子上剖宫产伤口的瘢痕软了很多，盆底肌摸起来也没之前那么硬，在医院这边的治疗可以暂停了，让我回家后继续坚持呼吸训练。"

3个月后我们随访杨女士，患者于中医院就诊，行药物调理，白天小便6～8次，夜间2次，没有阴道痛等不适，夜间睡眠可持续4小时。

专业知识小贴士

绝经生殖泌尿综合征（GSM）指的是女性在绝经过渡期及绝经后期，自主神经功能紊乱，雌激素和其他性激素水平降低引发的生殖道、泌尿道萎缩以及性功能障碍等症状和体征的集合。GSM症状随着年龄增长及绝经时间延长而逐渐加重，严重影响患者的生活质量和身心健康。

该疾病虽然症状表现明显，但无明显的器质性病变，因此，我们优先给予盆腹动力学呼吸康复训练，改善自主神经功能紊乱，缓慢调整呼吸，在呼吸吸入和保持过程中通过机械拉伸组织，最终使自主神经平衡向副交感神经主导转变。同时呼吸可以调节大脑的功能和改善焦虑、抑郁情绪，帮助睡眠，训练后患者的睡眠得到明显改善，情绪调节和组织松解，因为睡眠的改善同时可以调节身体的机能，使组织弹性增加，进而起夜次数减少，白天小便次数减少，在此基础上配合其他盆底物理治疗技术，能得到意想不到的疗效。当然，盆腹动力学呼吸训练技术虽然我们写得很明白，但是操作的细节还有很多，在医生的指导下学习会收到更好的效果。

康复治疗中还有很多其他案例，包括尿失禁、盆底高张、盆底肌力差、骨盆带疼痛等各种案例的呼吸训练治疗。上面的患者因为是疑难患者所以记录了下来，我们可以从上面的案例得到一些训练心得与信心，在自我训练中去帮助改善身体机能，和其他物理治疗技术协同治疗会得到更好的效果。

参考文献

1. Diniz LR, Nesi J, Curi AC, et al. Qualitative evaluation of osteopathic manipulative therapy in a patient with gastroesophageal reflux disease: a brief report[J]. J Am Osteopath Assoc, 2014, 114(3): 180-188.
2. Bordoni B. The five diaphragms in osteopathic manipulative medicine: myofascial relationships, Part 1[J]. Cureus, 2020, 12(4): e7794.
3. Lavelle JM. Osteopathic manipulative treatment in pregnant women[J]. J Am Osteopath Assoc, 2012, 112(6): 343-346.
4. Noll DR, Johnson JC, Baer RW, et al. The immediate effect of individual manipulation techniques on pulmonary function measures in persons with chronic obstructive pulmonary disease[J]. Osteopath Med Prim Care, 2009, 3:9.
5. Heneghan NR, Adab P, Balanos GM, et al. Manual therapy for chronic obstructive airways disease: a systematic review of current evidence[J]. Man Ther, 2012, 17(6): 507-518.
6. Zanotti E, Berardinelli P, Bizzarri C, et al. Osteopathic manipulative treatment effectiveness in severe chronic obstructive pulmonary disease: a pilot study[J]. Complement Ther Med, 2012, 20(1-2): 16-22.
7. Rocha T, Souza H, Brandão DC, et al. The manual diaphragm release technique improves diaphragmatic mobility, inspiratory capacity and exercise capacity in people with chronic obstructive pulmonary disease: a randomised trial[J]. J Physiother, 2015, 61(4): 182-189.
8. Park H, Han D. The effect of the correlation between the contraction of the pelvic floor muscles and diaphragmatic motion during breathing[J]. J Phys Ther Sci, 2015, 27(7): 2113-2115.
9. Talasz H, Kremser C, Talasz H J, et al. Breathing, (S)training and the pelvic floor-a

basic concept[J]. Healthcare (Basel), 2022, 10(6): 1035.

10. Aljuraifani R, Stafford RE, Hall LM, et al. Task-specific differences in respiration-related activation of deep and superficial pelvic floor muscles[J]. J Appl Physiol, 2019, 126(5): 1343-1351.
11. Busch V, Magerl W, Kern U, et al. The effect of deep and slow breathing on pain perception, autonomic activity, and mood processing—an experimental study[J]. Pain Medicine, 2012, 13(2): 215-228.
12. Jerath R, Beveridge C, Barnes VA. Self-regulation of breathing as an adjunctive treatment of insomnia[J]. Front Psychiatry, 2019, 9:780.
13. Chalaye P, Goffaux P, Lafrenaye S, et al. Respiratory effects on experimental heat pain and cardiac activity[J]. Pain Medicine, 2009, 10(8): 1334-1340.
14. Jerath R, Edry J W, Barnes VA, et al. Physiology of long pranayamic breathing: Neural respiratory elements may provide a mechanism that explains how slow deep breathing shifts the autonomic nervous system[J]. Medical Hypotheses, 2006, 67(3): 566-571.
15. Nepal O, Pokharel B, Khanal K, et al. Relationship between arterial oxygen saturation and hematocrit, and effect of slow deep breathing on oxygen saturation in Himalayan high altitude populations[J]. Kathmandu University Med J, 2013, 10(3): 30-34.
16. Jafari H, Courtois I, Van den Bergh O, et al. Pain and respiration: a systematic review[J]. Pain, 2017, 158(6): 995-1006.
17. Ahmadnezhad L, Yalfani A, Gholami Borujeni B. Inspiratory muscle training in rehabilitation of low back pain: a randomized controlled trial[J]. J Sport Rehabil, 2020, 29(8): 1151-1158.
18. Pratscher SD, Sibille KT, Fillingim RB. Conscious connected breathing with breath retention intervention in adults with chronic low back pain: protocol for a randomized controlled pilot study[J]. Pilot Feasibility Stud, 2023, 9(1): 15.
19. Kharaji G, ShahAli S, Ebrahimi Takamjani I, et al. Ultrasound assessment of the abdominal, diaphragm, and pelvic floor muscles during the respiratory and postural tasks in women with and without postpartum lumbopelvic pain: a case-control

study[J]. Int Urogynecol J, 2023, 34(12): 2909-2917.

20. Anwar S, Arsalan A, Zafar H, et al. Effects of breathing reeducation on cervical and pulmonary outcomes in patients with non specific chronic neck pain: a double blind randomized controlled trial[J]. PLoS One, 2022, 17(8): e0273471.
21. Joseph A E, Moman R N, Barman RA, et al. Effects of slow deep breathing on acute clinical pain in adults: a systematic review and meta-analysis of randomized controlled trials[J]. J Evid Based Integr Med, 2022, 27:2515690X221078006.
22. Gholamrezaei A, Van Diest I, Aziz Q, et al. Effect of slow, deep breathing on visceral pain perception and its underlying psychophysiological mechanisms[J]. Neurogastroenterol Motil, 2022, 34(4): e14242.
23. Kim S H, Park S Y. Effect of hip position and breathing pattern on abdominal muscle activation during curl-up variations[J]. J Exerc Rehabil, 2018, 14(3): 445-450.
24. Tatsios PI, Grammatopoulou E, Dimitriadis Z, et al. The effectiveness of manual therapy in the cervical spine and diaphragm, in combination with breathing reeducation exercises, in patients with non-specific chronic neck pain: protocol for development of outcome measures and a randomized controlled trial[J]. Diagnostics (Basel), 2022, 12(11): 2690.
25. Yau K K, Loke A Y. Effects of diaphragmatic deep breathing exercises on prehypertensive or hypertensive adults: a literature review[J]. Complement Ther Clin Pract, 2021, 43:101315.
26. Jerath R, Edry J W, Barnes V A, et al. Physiology of long pranayamic breathing: neural respiratory elements may provide a mechanism that explains how slow deep breathing shifts the autonomic nervous system[J]. Med Hypotheses, 2006, 67(3): 566-571.
27. Liu J, Lv C, Wang W, et al. Slow, deep breathing intervention improved symptoms and altered rectal sensitivity in patients with constipation-predominant irritable bowel syndrome[J]. Front Neurosci, 2022, 16:1034547.
28. Jerath R, Edry J W, Barnes V A, et al. Physiology of long pranayamic breathing: neural respiratory elements may provide a mechanism that explains how slow deep

breathing shifts the autonomic nervous system[J]. Med Hypotheses, 2006, 67(3): 566-571.

29. Hegde S V, Adhikari P, Subbalakshmi N K, et al. Diaphragmatic breathing exercise as a therapeutic intervention for control ofoxidative stress in type 2 diabetes mellitus[J]. Complement Ther Clin Pract, 2012, 18(3): 151-153.
30. MacLean J E, Fitzgerald D A, Waters K A. Developmental changes in sleep and breathing across infancy and childhood[J]. Paediatr Respir Rev, 2015, 16(4): 276-284.
31. Lopes M C, Spruyt K, Azevedo-Soster L, et al. Reduction in parasympathetic tone during sleep in children with habitual snoring[J]. Front Neurosci, 2019, 12:997.
32. Hopper S I, Murray S L, Ferrara LR, et al. Effectiveness of diaphragmatic breathing for reducing physiological and psychological stress in adults: a quantitative systematic review[J]. JBI Database System Rev Implement Rep, 2019, 17(9): 1855-1876.
33. Homma I, Masaoka Y. Breathing rhythms and emotions[J]. Exp Physiol, 2008, 93(9): 1011-1021.
34. Naik G S, Gaur G S, Pal G K. Effect of modified slow breathing exercise on perceived stress and basal cardiovascular parameters[J]. Int J Yoga, 2018, 11(1): 53-58.
35. Cicek S, Basar F. The effects of breathing techniques training on the duration of labor and anxiety levels of pregnant women[J]. Complement Ther Clin Pract, 2017, 29:213-219.
36. Kharaji G, ShahAli S, Ebrahimi Takamjani I, et al. Ultrasound assessment of the abdominal, diaphragm, and pelvic floor muscles during the respiratory and postural tasks in women with and without postpartum lumbopelvic pain: a case-control study[J]. Int Urogynecol J, 2023, 34(12): 2909-2917.
37. Mesquita Montes A, Gouveia S, Crasto C, et al. Abdominal muscle activity during breathing in different postural sets in healthy subjects[J]. J Bodyw Mov Ther, 2017, 21(2): 354-361.
38. Sicilia-Gomez C, Fernández-Carnero S, Martin-Perez A, et al. Abdominal and

pelvic floor activity related to respiratory diaphragmatic activity in subjects with and without non-specific low back pain[J]. Diagnostics (Basel), 2022, 12(10): 2530.

39. Hagio K, Obata H, Nakazawa K. Effects of breathing movement on the reduction of postural sway during postural-cognitive dual tasking[J]. PLoS One, 2018, 13(5): e0197385.

40. Boussuges A, Gole Y, Blanc P. Diaphragmatic motion studied by M-mode ultrasonography: Methods, reproducibility and normal values[J]. Chest, 2009, 135: 391-400.

41. Harada B S, De Bortolli T T, Carnaz L, et al. Diastasis recti abdominis and pelvic floor dysfunction in peri- and postmenopausal women: A cross-sectional study[J]. Physiother Theory Pract, 2022, 38(10): 1538-1544.

42. Bø K, Hilde G, Tennfjord M K, et al. Pelvic floor muscle function, pelvic floor dysfunction and diastasis recti abdominis: prospective cohort study[J]. Neurourol Urodyn, 2017, 36(3): 716-721.

43. Hagovska M, Dudic R, Dudicova V, et al. Prevalence of diastasis m. rectus abdominis and pelvic floor muscle dysfunction in postpartum women[J]. Bratisl Lek Listy, 2024, 125(1): 12-16.

44. Long G, Yao Z Y, Na Y, et al. Different types of low back pain in relation to pre- and post-natal maternal depressive symptoms[J]. BMC Pregnancy Childbirth, 2020, 20(1): 551.

45. Brown A, Johnston R. Maternal experience of musculoskeletal pain during pregnancy and birth outcomes: Significance of lower back and pelvic pain[J]. Midwifery, 2013, 29(12): 1346-1351.

46. Gluppe S, Engh M E, Bø K. What is the evidence for abdominal and pelvic floor muscle training to treat diastasis recti abdominis postpartum? A systematic review with meta-analysis[J]. Braz J Phys Ther, 2021, 25(6): 664-675.

47. Fernandes da Mota P G, Pascoal A G, Carita AI, et al. Prevalence and risk factors of diastasis recti abdominis from late pregnancy to 6 months postpartum, and relationship with lumbo-pelvic pain[J]. Man Ther, 2015, 20(1): 200-205.

48. Hagovska M, Dudic R, Dudicova V, et al. Prevalence of diastasis m. rectus abdominis and pelvic floor muscle dysfunction in postpartum women[J]. Bratisl Lek Listy, 2024, 125(1): 12-16.
49. Dudič Rastislav, Vaská Eva. Physiotherapy in a patient with diastasis of the rectus abdominis muscle after childbirth[J]. Ceska Gynekol, 2023, 88(3): 180-185.
50. Liu X, Wang Q, Chen Y, et al. Factors associated with stress urinary incontinence and diastasis of rectus abdominis in women at 6-8 weeks postpartum[J]. Urogynecology (Phila), 2023, 29(10): 844-850.
51. Peinado-Molina RA, Hernández-Martínez A, Martínez-Vázquez S, et al. Pelvic floor dysfunction: Prevalence and associated factors[J]. BMC Public Health, 2023, 23(1): 2005.
52. Cavalli M, Aiolfi A, Bruni P G, et al. Prevalence and risk factors for diastasis recti abdominis: A review and proposal of a new anatomical variation[J]. Hernia, 2021, 25(4): 883-890.
53. Sokunbi G, Camino-Willhuber G, Paschal PK, et al. Is diastasis recti abdominis associated with low back pain? A systematic review[J]. World Neurosurg, 2023, 174: 119-125.
54. Yuan S, Wang H, Zhou J. Prevalence and risk factors of hernia in patients with rectus abdominis diastasis: A 10-year multicenter retrospective study[J]. Front Surg, 2021, 8: 730875.
55. Tavares P, Barrett J, Hogg-Johnson S, et al. Prevalence of low back pain, pelvic girdle pain, and combination pain in a postpartum ontario population[J]. J Obstet Gynaecol Can, 2020, 42(4): 473-480.
56. Omoke NI, Amaraegbulam PI, Umeora OUJ, et al. Prevalence and risk factors for low back pain during pregnancy among women in Abakaliki, Nigeria[J]. Pan Afr Med J, 2021, 39:70.
57. Selfe J, Harper L, Pedersen I, et al. Cold legs: A potential indicator of negative outcome in the rehabilitation of patients with patellofemoral pain syndrome[J]. Knee, 2003, 10(2): 139-143.
58. Yamazaki F, Sone R. Desensitization of menthol-activated cold receptors in lower

extremities during local cooling in young women with a cold constitution[J]. J Physiol Sci, 2017, 67(2): 331-337.

59. Guyenet P G, Bayliss D A, Stornetta R L, et al. Retrotrapezoid nucleus, respiratory chemosensitivity and breathing automaticity[J]. Respir Physiol Neurobiol, 2009, 168(1-2): 59-68.

60. Yamazaki F. The cutaneous vasoconstrictor response in lower extremities during whole-body and local skin cooling in young women with a cold constitution[J]. J Physiol Sci, 2015, 65(5): 397-405.

61. Courtney R, van Dixhoorn J, Greenwood K M, et al. Medically unexplained dyspnea: partly moderated by dysfunctional (thoracic dominant) breathing pattern[J]. J Asthma, 2011, 48(3): 259-65.

62. Fan C, Guidolin D, Ragazzo S, et al. Effects of cesarean section and vaginal delivery on abdominal muscles and fasciae[J]. Medicina (Kaunas), 2020, 56(6): 260.

63. Karcioglu O, Topacoglu H, Dikme O, et al. A systematic review of the pain scales in adults: which to use?[J]. Am J Emerg Med, 2018, 36(4): 707-714.

64. Wasserman JB, Copeland M, Upp M, et al. Effect of soft tissue mobilization techniques on adhesion-related pain and function in the abdomen: a systematic review. Systematic Review[J]. J Bodyw Mov Ther, 2019, 23(2): 262-269.

65. Wasserman J B, Steele-Thomborrow J L, Yuen J S, et al. Chronic caesarian section scar pain treated with fascial scar release techniques: A case series[J]. J Bodyw Mov Ther, 2016, 20(4): 906-913.

66. Kokanalı D, Kokanalı M K, Topcu HO, et al. Are the cesarean section skin scar characteristics associated with intraabdominal adhesions located at surgical and non-surgical sites[J]. J Gynecol Obstet Hum Reprod, 2019, 48(10): 839-843.

67. Madill SJ, McLean L. Relationship between abdominal and pelvic floor muscle activation and intravaginal pressure during pelvic floor muscle contractions in healthy continent women[J]. Neurourol Urodyn, 2006, 25(7): 722-730.

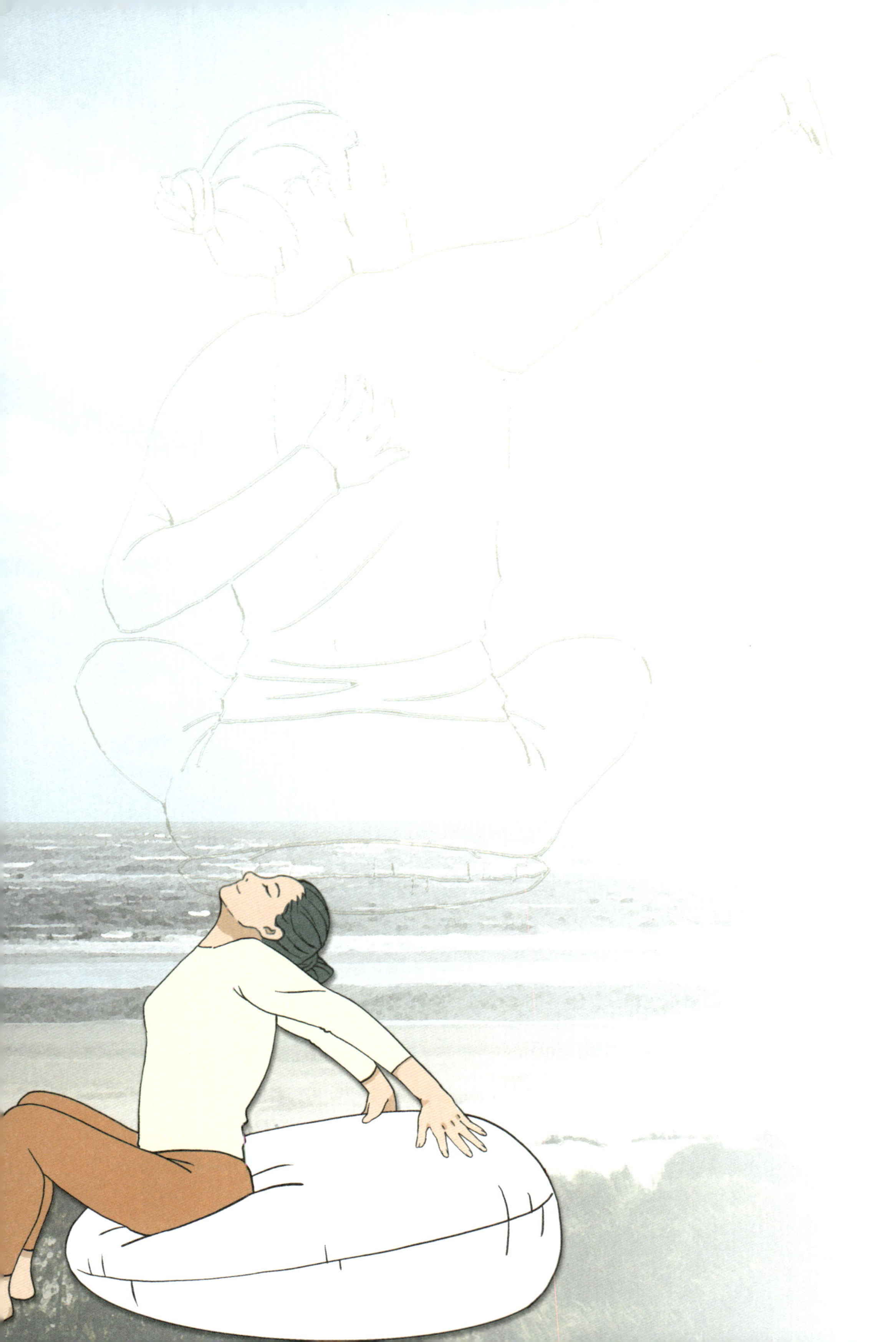

后记一

经过历时数月的呼吸疗愈探索，我们与各位女性朋友共同完成了这场身心对话之旅。本书虽聚焦于特定功能障碍的康复方案，但众多亚健康状态的调理智慧仍蕴藏其中。若您渴望更深层次地理解人体动力系统的运作奥秘，敬请期待即将出版的《盆腹动力学呼吸训练技术》。愿我们继续以科学之光为健康导航，用专业守护每一位女性的生命活力！

基于本书所述盆腹功能障碍的康复机制特点，建议购书者（医务人员及女性朋友群体）在开展盆腹动力学训练前完成系统化培训：需优先选择经认证的盆腹动力学呼吸训练课程（推荐四川大学华西第二医院妇产康复科主办的行为康复训练班），掌握正确评估方法与训练要领；应在专业医师指导下制定个性化家庭训练方案并配合本书实施，也可通过远程指导平台在持有国际认证资质的康复医师/康复治疗师监督下开展训练。特别提示：训练过程中，若出现盆底疼痛、尿失禁加重或排便异常等症状，应立即终止训练并及时复诊。

四川大学华西第二医院

后记二

呼吸康复作为康复医疗的重要亚专业，其临床价值毋庸置疑。随着盆底康复研究的深入，呼吸模式对人体体态调控及盆底功能的影响日益受到学界关注，成为跨学科融合的创新领域。四川大学华西第二医院盆底康复团队以循证医学为基础，持续探索女性盆底健康与体态管理的整合方案。团队研究发现，系统性呼吸训练不仅能缓解肩颈疼痛、矫正探肩与口呼吸等体态问题，而且可通过调节腹内压改善盆底肌群功能，对压力性尿失禁等排尿障碍具有显著干预效果。目前，呼吸训练已被纳入该团队盆底康复的核心技术体系，成为盆底多维度康复治疗的重要抓手。

本书作者石薇教授兼具中医针灸与现代康复医学双重学术背景。本科阶段研习中医经络理论，硕士期间师从四川大学华西医院何成奇教授(康复医学)、华西第二医院罗蓉教授，融贯中西医学精粹。十余年临床实践中，她以“盆底功能重建”为核心，通过呼吸训练帮助数千名患者重获生活自主权。工作之余，她坚持文献研读与盆底功能障碍的临床病例复盘，将盆底康复的复杂理论转化为通俗易懂的实操指南，《呼吸之力：女性盆底健康手册》正是这一理念的集中体现。

本书既适合盆底功能障碍的女性患者用于自我盆底健康管理，通过呼吸训练感知身体内在节律，亦为相关从业者提供了临床盆底康复的有益参考。本书整合“膈肌一盆底协同训练”与“呼吸一体态联动矫正”等前沿技术，配合临床案例分析阐明操作要点，为女性盆底康复开辟了一条充满希望的新赛道。

盆底康复是永无止境的探索之旅，需康复医学与盆底医学的深度协同。二者犹如星辰与沧海，唯有躬耕实践、笃行不怠，方能觅得女性盆底功能障碍自我疗愈的真经！愿此书成为一支蜡烛，照亮医者与女性盆底功能障碍患者的共进之路。于呼吸之间，见证女性盆底功能障碍的自愈之力。

四川大学华西第二医院